彩色图解

脉诊大全

李 京

主编

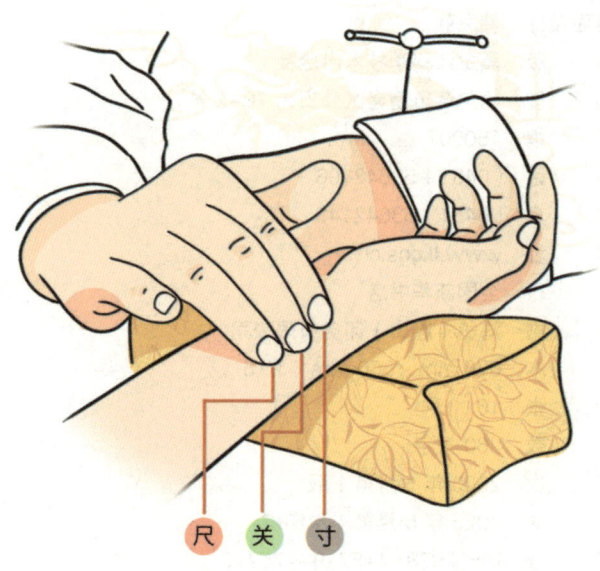

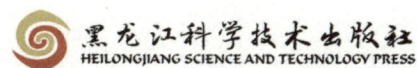

图书在版编目（CIP）数据

彩色图解脉诊大全 / 李京主编. -- 哈尔滨：黑龙江科学技术出版社，2025.5. -- ISBN 978-7-5719-2752-3

Ⅰ. R241.2-64

中国国家版本馆 CIP 数据核字第 2025NZ7587 号

彩色图解脉诊大全
CAISE TUJIE MAIZHEN DAQUAN
李　京　主编

策划编辑	沈福威　吕玉萍
责任编辑	陈裕衡
封面设计	韩海静
出　　版	黑龙江科学技术出版社
地　　址	哈尔滨市南岗区公安街 70-2 号
邮　　编	150007
电　　话	（0451）53642106
传　　真	（0451）53642143
网　　址	www.lkcbs.cn
发　　行	全国新华书店
印　　刷	鸿鹄（唐山）印务有限公司
开　　本	670 mm×960 mm　1/16
印　　张	16
字　　数	260 千字
版　　次	2025 年 5 月第 1 版
印　　次	2025 年 5 月第 1 次印刷
书　　号	ISBN 978-7-5719-2752-3
定　　价	69.00 元

【版权所有，请勿翻印、转载】

编委会

主　编

李　京　辽宁中医药大学附属医院　主任医师　医学博士　博士后

副主编

欧　洋　辽宁中医药大学附属医院　副主任医师　医学硕士
丁　伟　辽宁中医药大学附属医院　副主任医师　医学硕士
杨圆圆　北京中医药大学东直门医院　主治医师　医学博士　博士后
冯宁宁　辽宁中医药大学附属医院　副主任医师　医学硕士

编　委

敖玉涵　辽宁中医药大学　讲师　医学博士　博士后
徐　樱　辽宁中医药大学　主治医师　医学博士
衣　凯　辽宁中医药大学　医师　医学博士
常　宇　辽宁中医药大学　医师　医学博士
杜　薇　辽宁中医药大学　医师　医学博士
尹　畅　辽宁中医药大学　医师　医学硕士

前言

脉诊在我国有悠久的历史，它是我国古代医学家长期医疗实践的经验总结，是中医诊断的一大特色，在中医基础理论体系中占有重要的地位。《史记》中记载的扁鹊是最早将脉诊应用于临床的医生。春秋战国时期，我国脉诊已经达到相当水平。当时开始出现的重要医学著作《黄帝内经》和稍晚的《难经》中，已经对脉诊有许多详细论述。1973年，湖南长沙马王堆三号汉墓出土的医药文献帛书——《脉法》《阴阳脉死候》，也有用脉诊判断疾病的宝贵材料。这些都说明早在两千多年前，脉学已成为我国古代医学的重要组成部分了。两晋时期，名医王叔和综合前代有关脉学的知识和经验，写成了《脉经》一书，成为我国现存最早的脉学专著。书中把脉象归纳为二十四种，对每种脉象做了说明，并且叙述了各种切脉方法和多种杂病的脉证，把脉诊和病证进一步结合起来，使脉学成为更加实际的学问。

本书面向没有中医基础的广大中医爱好者，按照中医药大学使用的最新版《中医诊断学》中脉诊部分的体例组织编写，用平易的语言讲解专业的脉诊知识，将脉学以既专业又简单的方式呈现给读者。书中运用对比图表，让读者直观地对比各种脉象的异同，减少或规避以往书籍中容易出现的特点不明、容易混淆等缺点，实用性更高。考虑到中医脉诊初学者没有中药学基础，贸然教大家开方子是不安全的，所以结合平时人们易患的疾病，向广大读者介绍了许多市面上能买到的、好用的中成药。

本书在编写过程中进行了深入的研究和探讨，虽几经修改，仍不免有疏漏和不足之处，恳请各位专家与广大中医爱好者指正，以便再版时修订提高。

目录

上篇 了解基础，脉诊不难

第一章　如何快速学习脉诊 …… 2
第二章　如何正确诊脉 …… 5
第三章　脉诊的基本方法 …… 21
第四章　脉诊的基本技巧 …… 43
第五章　脉诊的注意事项 …… 53

中篇 掌握技巧，关注细节

第一章　平脉 …… 82
第二章　浮脉及相关脉 …… 85
第三章　沉脉及相关脉 …… 95
第四章　迟脉及相关脉 …… 103
第五章　数脉及相关脉 …… 108
第六章　虚脉及相关脉 …… 113
第七章　实脉及相关脉 …… 119
第八章　洪脉 …… 125
第九章　细脉及相关脉 …… 129
第十章　滑脉及相关脉 …… 140
第十一章　涩脉 …… 146

第十二章　弦脉及相关脉……………………………150

第十三章　结脉及相关脉……………………………156

下篇　学以致用，勇于实践

第一章　肺系疾病……………………………………162

第二章　脾胃疾病……………………………………179

第三章　肝胆疾病……………………………………203

第四章　心脑疾病……………………………………215

第五章　肾、膀胱疾病………………………………240

上篇
了解基础，脉诊不难

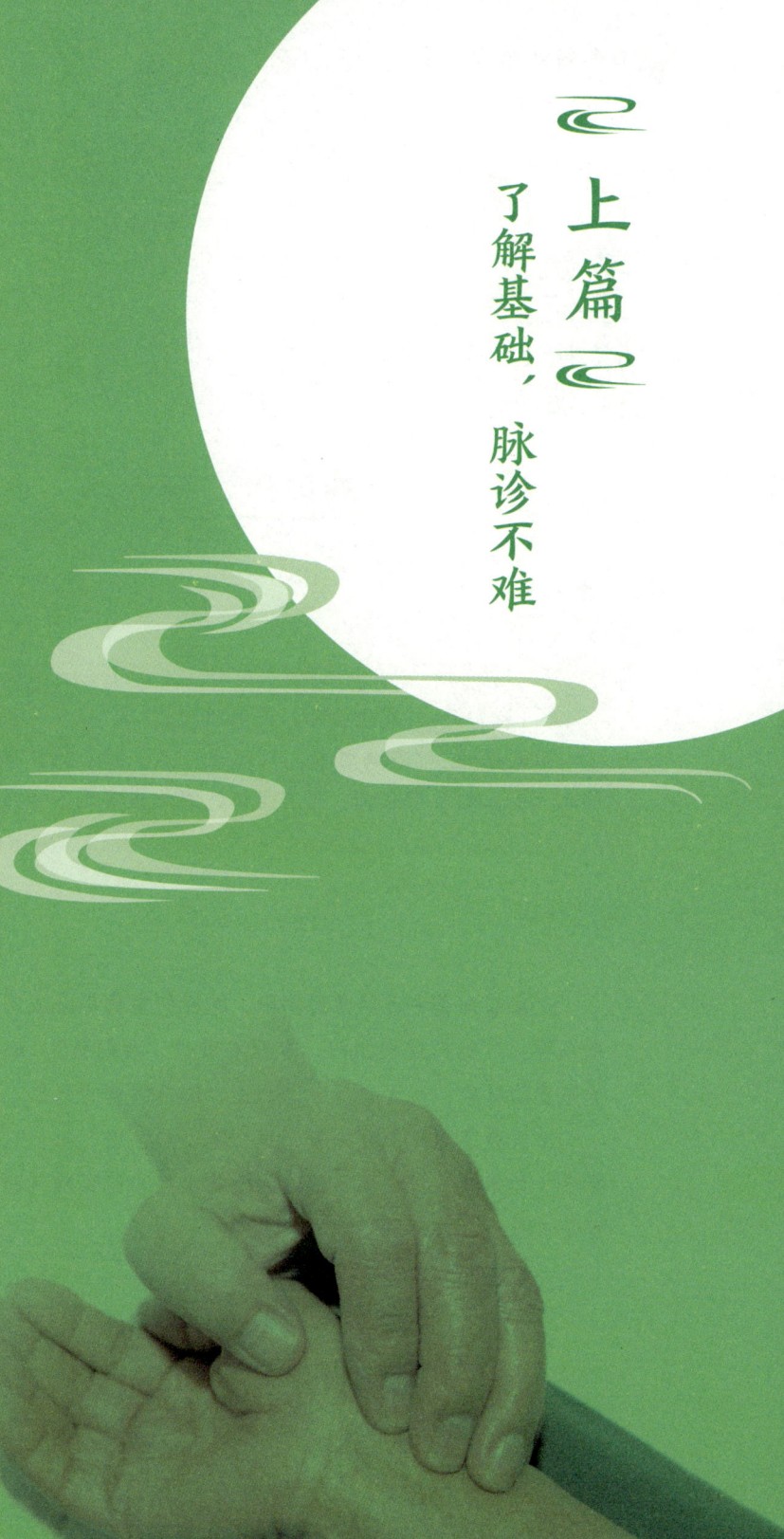

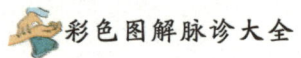

第一章 如何快速学习脉诊

辨阴阳，知六纲

经典回顾

《内经》云："察色按脉，先别阴阳。"

张景岳说："万病之本，只此表、里、寒、热、虚、实六者而已。知此六者，则表有表证，里有里证，寒热虚实无不皆然。"

现代解释

大家都知道中医经常讲阴阳，把任何事物都分成阴、阳两面。脉诊也一样，号脉先辨别阴阳，专业术语叫"两纲脉"。如浮、数、滑、洪是阳盛的脉象，反之，沉、迟、涩、细是阴衰的脉象。

中医除了阴阳，还分表、里、寒、热、虚、实，这是中医辨病的六要素。如张景岳所说，了解这六个要素，才能正确判断病位在哪里，治疗是该补还是该泻。

脉诊指的是诊断学"望闻问切"中的切，是诊断的重要组成部分，也是最难掌握的一个部分。它的内容相对繁杂，有单一的脉象，也有多种脉象同时存在的情况，但不管脉象如何千变万化，其中必有它的规律。因此，在学习脉学的过程中，首先要掌握大原则，先辨别脉的阴阳属性，再通过六大要素判断病情，否则将造成模糊的印象，使结果囫囵不清，治疗无从下手。只有抓关键，识要领，才能纲举目张、执简驭繁、循序渐进、久而即明，达到得心应手、运用自如的效果，才能有效地应用于临床实践。

独立思考，实践进步

在脉诊的学习过程中，要学会独立思考，对所学的理论知识进行分析，不盲从盲信。此外，要积极实践，实践才是检验真理的唯一途径。只有通过实践才能将书本中的理论加以验证，让初学者有所体会。同时，在实践中，掌握脉诊的一般规律，可以提高我们的能力和水平。而能力和水平的提高，又会增加我们实践的信心和兴趣，构成一个良性的循环。在这个循环中，我们可以不断有新的收获，创造出最适合自己的脉诊方式，在脉学学习道路上不断前进。

辨病脉需先知常脉

"欲知病脉，必先识常脉"，这是历代医家通过长期临床实践总结出的学习脉诊的有效方法。初学者必须在自己或身边健康的人身上多次尝试，总结学习，了解正常的脉象是什么样的，之后再学习病脉，以便知道常脉病脉的区别在哪里，以防以后误诊、误治。

除了掌握书本中脉象的各种理论知识外，脉诊学习者还须注意多实践、多验证，正所谓"熟读王叔和，不如临证多"。只有在健康人和患者身上不断地反复体验、刻苦钻研，才会逐步积累比较丰富的经验。

从证辨脉，由脉定证

在辨阴阳、知六纲之后，医者对病证和脉象的性质已经有了清楚的认识。然后便要通过不断实践、反复验证，将病证和脉象进行联系，从千丝万缕的联系中探寻规律。比如，临床诊脉时发现表证患者大多是浮脉，医者就会思考表证与浮脉是否存在联系，之后在实践中继续验证，探寻规律，以后再遇到浮脉患者，医者就会对其脉象有大致了解，这便是从证辨脉。

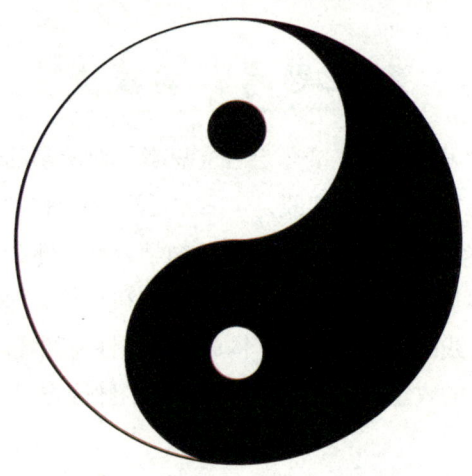

不同疾病的不同阶段病证可能出现变化，要不断实践，感悟其中的不同，并将实践与理论相结合，为由脉定证提供帮助。医者在临床实践中判定脉象后，再结合望、闻、问等手段对患者进行诊断，可以得出疾病的病位、病性、病证。以感冒的治疗举例，有表实、表热、素体衰弱等数个类型，不同类型适用的方药也有区别，这时，医者通过脉诊判断，若患者脉浮紧有力、症见恶寒无汗者，则为表实证，应当给予麻黄汤治疗。这就是由脉定证。

从证辨脉，由脉定证，二者是一个整体，在学习和实践中不能将其割裂。学习中医诊断，要做到四诊合参，详细询问病史，对患者进行综合评估，这样才能对病情进行合理的判断，为后期治疗提供准确的依据。

上篇　了解基础，脉诊不难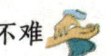

第二章 如何正确诊脉

诊脉之前先调息理神

经典回顾

> 滑伯仁指出："凡诊脉之道，先须调平自己气息。"
> 喻嘉言说："有志于切脉者，必先凝神不分。"
> 齐德之说："……不可轻言谈笑，乱说是非，左右瞻望，举止忽略。"

现代解释

> 诊脉之前必须将自己的气息调理平和。
> 致力于研究诊脉的人，一定要先做到专注不分心，集中精力。
> 诊脉时不能和周围人随意聊天谈笑，左右观望，举止轻佻。

在学习诊脉方法之前，应调理好气息，从容不迫，态度要认真、严肃。诊脉时要集中注意力，不被外在事物影响，专注于对患者脉象的体会，这样才可以更好地判断脉象，了解病情。

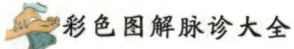

脉诊的分部

经典回顾

《素问·三部九候论》指出:"人有三部,部有三候,以决死生,以处百病,以调虚实,而除邪疾。帝曰:何谓三部?岐伯曰:有下部,有中部,有上部。部各有三候,三候者,有天有地有人也。"

《脉经·分别三关境界脉候所主第三》指出:"从鱼际至高骨,却行一寸,其中名曰寸口。从寸至尺,名曰尺泽,故曰尺寸。寸后尺前,名曰关。"

李时珍说:"掌后高骨,是谓关上。关前为阳,关后为阴。"

《难经·十八难》云:"三部者,寸、关、尺也。九候者,浮、中、沉也。"

《难经·三难》指出:"关之前者,阳之动也。脉当见九分而浮……关以后者,阴之动也。脉当见一寸而沉。"

《难经·一难》中说:"十二经皆有动脉,独取寸口,以决五脏六腑死生吉凶之法,何谓也?然。寸口者,脉之大要会,手太阴之脉动也……五脏六腑之所终始,故法取于寸口也。"

《素问·五脏别论》指出:"气口何以独为五脏主?岐伯曰:胃者,水谷之海,六腑之大源也。五味入口,藏于胃,以养五脏气,气口亦太阴也,是以五脏六腑之气味皆出于胃,变见于气口。"

《素问·经脉别论》说:"食气入胃,浊气归心,淫精于脉。脉气流经,经气归于肺,肺朝百脉,输精于皮毛。毛脉合精,行气于腑。腑精神明,留于四脏,气归于权衡。权衡以平,气口成寸,以决死生。"

《灵枢·营卫生会》载:"人受气于谷,谷入于胃,以传与肺,五脏六腑皆以受气。其清者为营,浊者为卫,营在脉中,卫在脉外,营周不休,五十而复大会阴阳相贯,如环无端。"

现代解释

人有三部,每部各有三候,可以用它来决断死生,处理百病,从而调治虚实,祛除病邪。三部就是下部、中部、上部。每部各有三候,所谓三候,是以天、地、人来代表的。

从鱼际到桡骨茎突有一寸长,中间的位置被叫作寸口。由寸到尺,被叫作尺泽,又称为尺寸。寸后尺前的位置就是关。

桡骨茎突被称为关上,前方为阳(寸),后方为阴(尺)。

三部脉分别为寸、关、尺,每一部各有浮、中、沉三候,共九候。

关前是阳气活跃的地方,寸内脉象为九分而浮;关后是阴气活动的地方,尺内脉象为一寸而沉。

十二经脉都有脉动,为什么只选择寸口来判断五脏六腑的健康状况?因为寸口是经脉之气的交汇处,为手太阴肺经在体表的脉动,是五脏六腑之气运转的起止点,所以选择寸口。

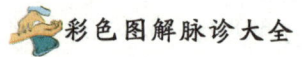

为什么气口可以独主五脏的病变呢？胃是水谷之海，是六腑精津的重要来源。食物从口入，水谷精微藏于胃中来养五脏之气，气口属于太阴，五脏六腑之气都出自胃，可以在气口观察到变化。

水谷精微之气进入胃中，浊气归于心中，精气充于脉中，脉气流入经脉，经气最终汇聚于肺。肺将精微物质运输到全身百脉，最终输送到皮毛；皮毛合成精气，传导到腑，六腑得到精气，心神安宁；精气留存于其他四脏，气机通道平衡，气口为寸，通过此处可以判断人的身体情况。

人在食物中得到精气，要通过胃的作用，传输到肺，这样五脏六腑都会得到精气。清的部分为营气，浊的部分为卫气，营气在脉中，卫气在脉外，营气流转于全身，循行五十次交汇于寸口。阴阳相互贯通，就像圆环一样没有端点。

脉诊的分类有三种说法：三部九候法，三部诊法，寸口诊法。

三部九候法由《黄帝内经》提出，三部是头、手、足，每部又分天、地、人三候，加起来一共九候，具体部位详见下表。这种方法比较烦琐不便，很少使用。

三部九候脉诊部位表

头	上部	上部上	额之动脉（如太阳穴）以候头角之气
		上部中	耳前之动脉（如耳门穴）以候耳目之气
		上部下	两颊之动脉（如巨髎穴）以候口齿之气
手	中部	中部上	手太阴（如寸口部）以候肺
		中部中	手少阴（如神门穴）以候心
		中部下	手阳明（如合谷穴）以候胸中之气
足	下部	下部上	足厥阴（如五里穴或太冲穴）以候肝
		下部中	足太阴（如箕门穴或冲阳穴）以候脾（胃）
		下部下	足少阴（如太溪穴）以候肾

上篇　了解基础，脉诊不难

三部诊法由张仲景在《伤寒论》中提出，三部为人迎、寸口、趺阳三脉。寸口主十二经及脏腑之气的变化，人迎、趺阳候胃气的变化，所以后二脉大多在寸口无脉或病人危急时使用，一般情况下很少使用，详见下表。

仲景三部诊法表

上	人迎（颈动脉）以候胃气
中	寸口（桡动脉）以候脏腑之气
下	趺阳（足背动脉）以候胃气

寸口诊法由《难经》倡导，被王叔和在《脉经》中加以推广，将寸口分作寸、关、尺三部。其操作较为简单，受限制较小，而且对脉象的反映精准，已成为目前诊脉的主要部位。寸口脉就是桡动脉，在手腕处皮薄脉浅，很容易触摸到，因在鱼际穴后一寸而得名为寸口，由寸口而定关、尺。

寸、关、尺三部根据取脉方式的不同，又各自分为浮、中、沉三候。将手指搭于脉上，通过脉象的浮沉，探求疾病的表里。

寸口诊法之所以能广为流传，并成为脉诊主流方法，其优势如下：

一、寸口是脏腑之气的通路，是脉的交汇之地。从寸口可以探察到脏腑的病变，通过寸口取脉就可以判断卫气营血的盈亏和脏腑的虚实。

二、寸口取脉应用时间很长，在长时间的应用中积累了大量经验，其位置方便触摸，脉搏的强弱容易感知和分辨，操作简单、有效。近人朱必真通过实践证明，寸口脉对于疾病的反映具有较高的准确率，且寸口处桡动脉上方无肌肉包裹，上方为皮肤，下方为骨骼，易于触摸。崔玉田在《中医脉学研究》中提出寸口脉对机体患病后的变化反映比较灵敏，且已经过数千年操作，有大量文献积累，具有实际意义。

三、古代因封建礼法的束缚，男女授受不亲，人迎、趺阳脉诊法渐渐被淘汰。

脉象与脏腑的关系

经典回顾

《医宗金鉴》指出:"右寸肺胸,左寸心膻。右关脾胃,左肝膈胆。三部三焦,两尺两肾。左小膀胱,右大肠认。"

李时珍说:"两手六部皆肺经之脉,特取此以候五脏六腑之气耳,非五脏六腑所居之处也。"

吴草庐指出:"……此手太阴肺经之一脉,分其部以候他脏之气耳。"

《难经·十八难》云:"脉有三部九候,各何主之?然。三部者,寸、关、尺也;九候者,浮、中、沉也。上部法天,主胸以上至头之有疾也;中部法人,主膈以下至脐之有疾也;下部法地,主脐以下至足之有疾也。"

《金匮要略》指出:"胸痹之病,喘息咳唾,胸背痛,短气,寸口脉沉而迟,关上小紧数,栝楼薤白白酒汤主之。"

《医醇剩义·晋卿脉法》指出:"右寸为肺,所以主气,百脉上通,呼吸所系。"

《蒲辅周医案》中说:"其人体丰面赤,脉两寸关微,至数不明,有散乱之象,两尺沉迟,舌质暗红,苔白腻,由操劳过度,肝肾真阴虚,真阳浮越,肝风将动之象。"

上篇　了解基础，脉诊不难

现代解释

> 右手寸部候肺与胸中，左手寸部候心与膻中，右手关部候脾与胃，左手关部候肝、胆与膈；两手寸、关、尺部候上、中、下三焦，两手尺部各候两肾；左手尺部候小肠、膀胱，右手尺部候大肠。
>
> 双手六部都处于肺经之脉上，因此，通过它们来观察五脏六腑之气的运行，这里并不是五脏六腑所处的地方。
>
> ……这是手太阴肺经之一脉，将其分为数部来观察其他脏腑的气。
>
> 脉有三部九候，各自有什么指征？三部为寸、关、尺，九候为浮、中、沉。上部代表天，主胸部以上到头部的疾病；中部代表人，主胸膈以下到脐部的疾病；下部代表地，主脐部以下到足部的疾病。
>
> 胸痹发病，出现喘气、咳嗽、吐痰涎、胸部背部疼痛、呼吸短促，寸口脉沉取而迟，关脉紧数，使用栝楼薤白白酒汤治疗。
>
> 右侧寸部候肺，因此主气，百脉与此相通，和呼吸有关。
>
> 身体肥胖，脸色赤红，两侧寸关细微，很快且不明朗，有散乱的迹象，两侧尺脉沉迟，舌质暗红，苔白腻，这是因为操劳过度引起的，肝肾真阴虚弱，体内真阳上浮，很快就要出现肝风内动的情况。

寸口脉被分为寸、关、尺三部，分别对应不同的脏腑。这种脉与脏腑的关系首次出现在《黄帝内经》中，在《素问·脉要精微论》中对此有说明：左手寸部外侧对应心，内侧对应膻中；右手寸部外侧对应肺，内侧对应胸中；左手关部外侧对应肝，内侧对应膈；右手关部外侧对应胃，内侧对应脾；双手尺部外侧对应肾，内侧对应腹中。内外一般被解释为靠近手指的一端为外，靠近肘部的一端为内。

后世对于脉象与脏腑之间关系的论述基本上都以此为依据，只是在具体对应上有所差异，比如《脉经》中右手尺部对应三焦。李时珍将左尺对应小肠，右尺对应大肠；《医宗金鉴》中以右侧寸部候肺、胸，左侧寸部候

11

心、膻中，右侧关部候脾、胃，左侧关部候肝、膈、胆，双侧尺部候两肾，左侧尺部候小肠、膀胱，右侧尺部候大肠，寸、关、尺三部分别候三焦。

寸口分候脏腑几种主张比较表

寸、关、尺		典籍和医家					
		《内经》	《难经》	王叔和	张景岳	李时珍	《医宗金鉴》
寸口	左 寸(外内) 关(外内) 尺(外内)	心、膻中、肝、膈、肾、腹	心、小肠、肝、胆、肾、膀胱	心、小肠、肝、胆、肾、膀胱	心、心包络、肝、胆、肾、膀胱、大肠	心、膻中、肝、胆、肾、小肠	膻中、心、肝、胆、膀胱、小肠、肾
	右 寸(外内) 关(外内) 尺(外内)	肺、胸中、胃、脾、肾、腹	肺、大肠、脾、胃、肾、命门	肺、大肠、脾、胃、肾、三焦	肺、膻中、脾、胃、肾、三焦、命门、小肠	肺、胸中、胃、脾、肾、大肠	胸中、肺、胃、脾、大肠、肾

　　从上表中可以看出历代医家对于寸口分候脏腑的认知大致相同，但也有分歧，其中分歧最大的主要是大肠、小肠、三焦。现在常用的对应关系为李时珍和《医宗金鉴》记载的配合法：右手寸部候肺与胸中，左手寸部候心与膻中，右手关部候脾与胃，左手关部候肝、胆；两手寸、关、尺部候上、中、下三焦，两手尺部均候肾外，左手尺部候小肠、膀胱，右手尺部候大肠。可以通过以下歌诀来记忆："右寸肺胸，左寸心膻；右关脾胃，左关肝胆；三部三焦，两尺两肾，左小膀胱，右大肠认。"

　　而这种脉象和脏腑的对应关系是怎样形成的呢？前人对此主张各不相同，既有相通，又有矛盾的地方。通过对经典的研读，感悟寸口分候脏腑的依据主要是由中医阴阳、脏腑功能的理论支撑的。因为从解剖学来看，

上篇　了解基础，脉诊不难

寸口所在的桡动脉就是一条普通的、不用借助仪器就能观察到的体表动脉，用现代医学观点解释寸口三部分候不同脏腑是解释不通的，会让我们的思维变得混乱。因此，对于这一学说，我们要通过中医视角来观察，利用中医学术理论作为观察工具，正确探索。

首先，根据中医阴阳理论，气为阳，血为阴。通常情况下，我们认为人的双手气血偏旺是不同的，右手的气较旺，左手的血较旺。肺脏主气，而气又在右手较旺并被肺来统御，所以右手寸部对应肺脏；胸中被称为肺的宫城，是宗气出发的部位，因此胸中也与右寸相对应。心主血，血在左手较旺并被心支配，因此左寸对应心；心的外围是膻中（心包络），所以膻中也对应左寸。脾脏位于中州，其位置偏向左侧，但脾气运行于右侧，所以脾对应右关，因为脾和胃互为表里关系，因此胃也与右关相匹配。肝主藏血，它的位置虽然在右边，但肝的气化作用实际上在左边运行，所以左关候肝，因为肝和胆互为表里，所以左关也候胆。肾在腰部两侧，它的位置在最下面，因此对应尺部，同属下腹的还有大肠、小肠、膀胱，其中膀胱、小肠依从肾阳与左尺相匹配，大肠依从命门与右尺相匹配。通过上述的匹配对应关系可以看出，寸口分候脏腑的依据不是各个脏腑脉所处的位置，而是由脏腑之气来决定的。

其次，寸口分候脏腑也与各脏腑的位置有关。将人的躯体分为胸、膈、腹三个部分，其中胸部主要有心和肺，所以心肺对应两侧寸部；肝和脾处在膈下，对应两侧关部；双肾位于肚脐以下的两侧，因此它们和两侧尺部相匹配。由此可见，脉与脏腑的对应关系可以通过脏腑在人体内所处的位置来确定。

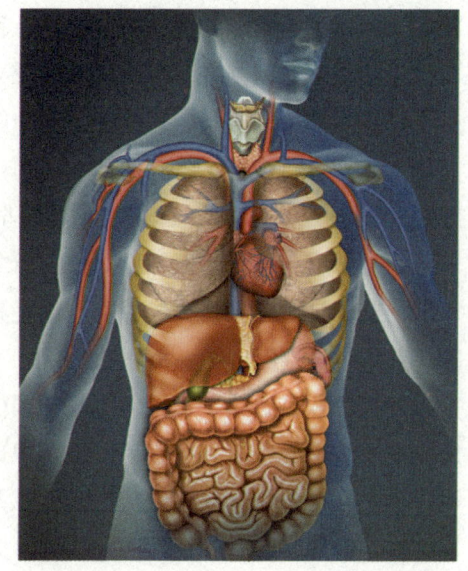

这一点经过长期的临床实践，已经得到了证明。在诊脉过程中，头部至胸部的疾病可以通过寸脉反映出来，肚脐以上到膈部的疾病可以在关脉中得以体现，肚脐以下到足部的疾病可以通过尺脉观察到。我们可以通过诊脉，在寸、关、尺三部对人体各脏腑病情有大致了解。

实践是检验真理的唯一标准。理论是否为真，必须经过实践的检验，寸口分候脏腑理论也不例外。有事实证明，从古至今，历代医家运用该理论来分析病情，具有较高的准确率。比如，张仲景和李时珍等医家在诊脉辨证上，就对寸口脉诊分部十分重视。张仲景曾在《金匮要略》中说"胸痹之病，喘息咳唾，胸背痛，短气，寸口脉沉而迟，关上小紧数，栝楼薤白白酒汤主之"。从中可以看出，张仲景利用寸口脉与脏腑对应关系进行辨证论治，这不是一个个例；李时珍在《濒湖脉学》中对寸口分诊也有着具体体现。除上述古代医家外，近代医家对寸口脉的分诊也极为重视，比如《蒲辅周医案》中曾提及肺痨患者脉象多见右侧寸脉急数，心痛患者常见脉象为左手脉沉伏，阴虚阳亢患者脉象较为细数，其中以尺脉最为明显，肝胆有热的患者左侧关部多弦数，等等。由此可见，寸口分候脏腑理论经过千百年临床检验，与辨证治疗相印证，被证明是一种行之有效的诊断方法。

近些年来，国内许多对中医脉学感兴趣的学者，对寸口分候脏腑理论进行了研究。冯新为等学者曾经在《对中医脉象的初步研究》中通过对不同疾病患者脉搏进行观察，将脉搏与病证印证，比如，他们发现肾炎患者的脉搏左尺比较弱，符合"左尺候肾"；妊娠早期的脉搏比非妊娠期时要大，尺脉较旺，寸脉盛，符合中医脉学对妊娠脉象的描述等。这些研究利用现代先进仪器，初步证明了寸口分候脏腑理论是具有一定科学依据的，这也说明这一理论并不是凭空虚构的。

寸口分候脏腑这一理论，不仅在国内有大量学者对其进行过研究，在国外也有不少医学家对其感兴趣，很重视这种具有东方特色的诊断方式，并加以探索。在19世纪30年代，法国医生拉凡里就在《巴黎医学》上发表过一篇以"中国的脉学在针术治疗中的作用"为题目的文章。他在文中认为，寸口分候脏腑与西医学说相抵触，西医通过桡动脉只能观察到动脉血管中血液的

上篇　了解基础，脉诊不难

流动，然而中医却可以依靠诊脉部位的不同和按脉力度的轻重来判断人体内器官的状态。他认为，从西医理论的角度不好理解，但是不能因此就武断地说这种理论是荒诞不经的，这一想法并不科学。

在这一观点的影响下，拉凡里对中医脉诊进行了学习和研究，并取得了很多成果。拉凡里在学习的过程中感受到脉学的魅力，发现中医脉诊可以对疾病诊断起到较大的帮助作用。他经过一段时间的临床研究，诊察了一定数量的患者之后，发现肺结核患者的肺脉、低血压患者的肾脉、肝功能不全患者的肝脉，与正常人相比都有所减弱。

拉凡里对中医针刺也有研究。他曾经使用针刺补泻的方法来改善一些脏器的偏盛偏衰的状况，并在操作前后观察脉象变化，以此进一步验证寸口分候脏腑这一理论。例如，他在一次治疗中，挑选肝脉细弱的患者对其肝经穴位进行针刺，往往经过一到三分钟就可以感觉患者的肝脉开始慢慢恢复，逐渐增强并达到稳定状态。在研究中，他发现肾脉微弱可以预示低血压，有时候经过针刺治疗，患者血压明显升高，舒适度增加。此外，他还提出便秘的性质，胃消化功能的强弱、神经系统的旺盛或者无力可以通过诊察脉象而发现，均能够使用针刺技术来改善。最后，拉凡里在文章中强调，学习中医诊脉技术有一定的难度，但是不能被这些困难给压倒，要从脉学中寻找最主要和最容易被吸收理解的部分，从而达到预期效果，可以很快诊断出一种疾病的病因。

另一位名叫巴拉都的医生也曾在《巴黎医学杂志》上发表过一篇题目为"关于针术"的文章。他在文中指出"强的脉表示气（能）的过度，弱的脉表示气的不足""'硬'的大肠脉与阑尾炎或盲肠部的发炎有关""强的肺脉表示上呼吸道的疾患"等，发现了脉象与疾病的规律。同时代的法国医生佛郎丹等在《似乎能证实"气沿着经络运行"的中医理论的一例针术病例》中报道了他们使用中医脉诊与针刺技术进行治疗的病例，病例中的患者为女性，出现神经衰弱、阵发心悸、食欲不振、呕吐、失眠等一系列迷走—交感神经症状。佛郎丹通过诊脉判断患者体内肝、肾、脾三脏失调，于是对位于患者胫骨后缘内踝上方数厘米处的一点进行针刺,取得了很好的治疗效果。

上述这些国外医学家的临床实践研究,证明了寸口分诊在疾病诊断上的重要价值。正如某外国医学家所说:"中国的脉诊法亦很有价值,从14种不同的脉象中可以察知各器官功能的微小变化。"我们通过对脉诊的学习,通过不同脉象观察人体内脏腑功能的改变,正确辨证,为下一步的治疗打好基础。

但人体脏腑的病变并不都会在寸口三部中被反映出来,所以,在临床实践时要根据中医脉学理论灵活运用,不能过分拘泥于理论,如果完全照搬理论进行诊脉,就会陷入机械死板的境地。不要让自己的思维被理论的条条框框给束缚住,要以临床实践中得到的体会和经验为准,与理论相符的可以依从,如果有所不同的话就不要强行套用理论。我们在诊疗过程中要活用理论,这样才能将中医脉学运用自如。

诊脉方法

经典回顾

《素问·脉要精微论》指出:"诊法常以平旦,阴气未动,阳气未散,饮食未进,经脉未盛,络脉调匀,气血未乱,故乃可诊有过之脉。"

张景岳说:"平旦者,阴阳之交也……凡人身营卫之气,一昼一夜五十周于身,昼则行于阳分,夜则行于阴分,迨至平旦,复皆会于寸口……故诊法当于平旦初寤之时。"

上篇　了解基础，脉诊不难

现代解释

> 诊脉通常应在清晨，此时人的阴气未被扰动，阳气尚未耗散，没有进食，经脉之气尚未充盛，络脉之气协调均匀，气血并没有被扰乱，所以可以在此时诊断出发生疾病的脉象。
>
> 清晨是阴阳交汇的时间……人身上的营卫之气经过一个白天和一个夜晚的运行，循环五十次，白天在阳分运行，夜晚在阴分运行，等到清晨气在寸口交汇……所以最好在清晨刚醒的时候诊脉。

诊脉是要讲究方式方法的，时间、患者体位、手法等对诊脉的结果都有影响。好的诊脉方法会让我们诊出的脉象更加准确，有利于对患者的治疗。从古至今，历代医家对诊脉的方法都是非常重视的，并做过很多探索，给我们留下了大量的文献。要想准确诊脉，就要做到以下几个方面：

1. **时间**　最好的诊脉时间是在清晨。这是因为脉的搏动和人体气血的活动息息相关，并且随着我们的进食、活动、情绪等变化而变化。清晨，患者从睡眠中清醒，气血处于一个相对安稳宁静的状态，情绪没有太大波动，也不会做较多的活动。这个时候来诊脉，患者的脉象是最标准的，更加容易反映出人体气血、脏腑的变化。同时，人体内营卫之气的运行规律是一昼夜五十次，在清晨的时候交汇于寸口，此时从寸口诊脉会更加清晰。但是往往在现实临床实践中很少能在清晨诊脉，我们不能太死板。如果不能在清

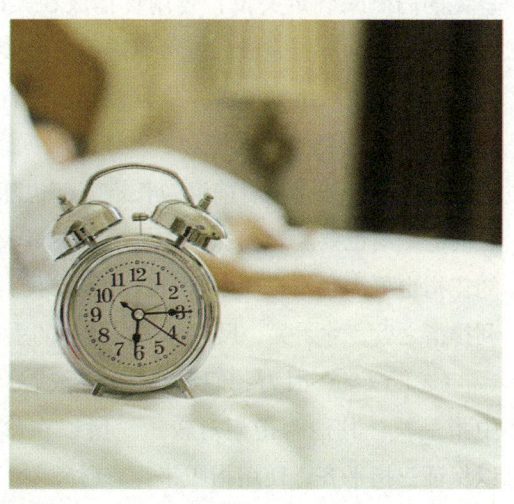

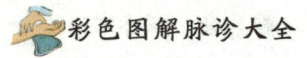

晨诊脉，在其他时间也可以诊脉。在诊脉前医者要注意自身与周围环境都要保持安静，调整自己的呼吸，全神贯注，运用所学的知识和积累的经验可以很好地探察脉象。

2. **平臂**　平臂的意思，是诊脉时患者正坐，把前臂向前水平伸出，并在患者手腕下垫一块松软的脉枕，可以让患者血脉运行流畅，反映出人体真实的脉象。如果患者因为某些原因无法坐起，就让患者仰卧，但不能侧卧，侧卧会压迫血脉，影响脉诊的准确性。简单地说，就是在诊脉时要让患者手臂和心脏处于同一高度平面，手掌朝上，前臂放平，这样的血脉才能如实反映患者体内状况。

3. **指法**　指法就是如何下指探寻脉象的方法，指法在诊脉方法中是十分重要的。因为人的体格不同，会有高矮胖瘦的区别，寸口脉的长短也会随患者体格的不同而有差异。医者按脉的三根手指长短不同，诊脉感觉也会有区别，会影响到对脉象的观察结果。所以，必须要学习好指法，练好基本功。指法的基本运用主要有下列几点：

（1）下指　患者摆好姿势之后，医者要正坐在患者的侧面，用自己的左手诊患者的右手脉，用自己的右手诊患者的左手脉。先把中指放在桡骨茎突的内侧来确定关位，再用食指放在关前来取寸部，用无名指放在关后来观察尺部。下指完成，就可以进行下一步的排指。

（2）排指　因为患者体格有差异，前臂长度不一，所以寸口三部也有长有短。因此，我们在下指之后，还要根据患者前臂长度运用排指来区分寸、关、尺三部。如果患者前臂较长，三部也随之变长，所以我们在诊脉时三指之间的距离也要随着增加；如果患者前臂较短，三部之间会更加紧密，我们的三指也更加紧密；而中等身材的人，我们排指时适中即可，不疏不密。顺利排指之后，寸、关、尺三部都在我们的手指下，就可以调指了。

（3）调指　因为我们食指、中指、无名指的长短是不同的，三指之中中指最长，其他两指相对较短。所以在诊脉时，我们的中指要弯曲一些，以保证三指平齐，使用指腹来探查脉象。

（4）用指　我们按脉三指除了长度不同，因为皮肤肌肉也略有区别，导致其感觉的灵敏度也有不同。一般来说，食指最敏感，其次是中指，最差的是无名指。因此，要用手指的指目来诊脉，该处感觉敏锐。

（5）运指　医者正确放置手指后，还要使用三指的活动和感觉，采用寻、按等手法来观察脉象的浮沉、迟数等，根据脉象来判断脏腑是否有病变和气血的盛衰。运指手法主要有举、按、寻、推、竟这五种。举就是下指较轻寻找脉象，适合探查浮脉；按就是下指力度较重，适合探查沉脉；寻就是下指力度适中，不轻不重，适合探查缓脉；推就是移动指位，在内外进行观察，适合芤、革等脉；竟就是在三部上下进行探寻，适合判断长脉、短脉等与长度有关的脉象。这五种基本方法又可以再进行细分，比如按法，根据下指的多少和力度可以分为总、单、轻、重。要综合使用上述各种方法，才能对患者脉象有全面的了解。

4. 平息　一次呼气一次吸气组成一息。在诊脉时，医者要调整好自己的呼吸频率，用自己一息的时间来判断患者脉动的次数。正常人每分钟呼吸次数为18次左右，每次呼吸脉动4次左右，每分钟有72次左右。要特别注意，使用呼吸来判断患者脉动次数时，要候脉跳动50次，必要时可以观察2~3个50次。一般来说，要想诊脉清晰，需要5~10分钟时间。诊脉不能只诊两三分钟，草草了事，要耐心细致。

诊脉步骤

经典回顾

周学海说："求明脉理者，须先将位、数、形、势讲得真切，各种脉象了然，不必拘泥脉名。"

何廉臣说："每临一证，六脉皆动，须先明其何部之脉无病，然后一一比较。"

现代解释

> 要想清楚了解脉象，必须先对脉的位置、频率、形态、趋势都有清楚的认识，将各种脉象了然于胸，不必非要纠结脉的名称。
>
> 每次诊察疾病，六脉都会有异动，必须先知道哪一部的脉没有发病，随后一一比对。

因为脉象有位、数、形、势的不同，所以在诊脉时要有步骤地进行观察。一般要先确定病位，来区别浮沉；再观察次数来判断脉象的迟数；随后探查形态，来确定脉的大小长短；最后审势，区别虚实散弱。按照这个顺序反复探查患者的脉象，诊脉时间要超过2个50次脉动，仔细体会脉的变化，才能见微知著，探寻疾病。

上篇 了解基础，脉诊不难

第三章 脉诊的基本方法

认清脉诊的具体部位

经典回顾

杨玄操云："寸、关、尺之位，诸家所撰，多不能同。"
皇甫谧说："以掌后三指为三部，一指之下为六分。三部凡一寸八分。"
华佗说："寸尺位各八分，关位三分，合一寸九分。"
王叔和认为："三部之位，辄相距一寸，合为三寸。"
孙思邈提出："凡人修短不同，其形各异，有尺寸分三关之法。"

现代解释

历代医家对寸、关、尺的位置的认识都有不同。
掌后三指为三部，一指下方为六分，三部为一寸八分。
寸位与尺位各为八分，关位是三分，加起来一共一寸九分。
寸、关、尺三部之间相距一寸，合起来是三寸。
人的体格长短不同、形态各异，因此才通过人体比例的尺寸法来确定三关。

21

在脉诊部位的选择上，从古代医家留下的文献中可以发现，主要有遍诊法、三部诊法和寸口诊法三种。遍诊法和三部诊法在使用中多有限制，现代医家在诊脉中多使用寸口诊法。诊脉的具体部位在手腕桡动脉搏动处，因为该部位距离鱼际一寸，所以被叫作寸口。寸口又被分为寸、关、尺三个部分。桡骨茎突处为关部，关部的前方为寸部，关部的后方为尺部。双手各有三部，相加称为六脉。

诊脉的时间

经典回顾

汪机云："若遇有病，则随时皆可以诊，不必以平旦为拘也。"

《灵枢·根结》提出："五十动不一代者，五脏皆受气，四十动一代者，一脏无气。"

张仲景说："动数发息，不满五十。短期未知决诊，九候曾无有仿佛……夫欲视死别生，实为难矣。"

现代解释

如果发生疾病，不必非要在清晨诊脉，随时都可以。

一昼夜营卫之气运行五十个周期，来营养五脏。运行五十次，中间没有停止，五脏都能得到气的滋养，而运行四十次而有一次歇止的，一脏就不能得到气。

辨脉动仅数个呼吸，不到五十次，诊脉的时间太短，所以无法确诊，九候也没办法观察明白……要想料定患者的生死，是很难的。

上篇　了解基础，脉诊不难

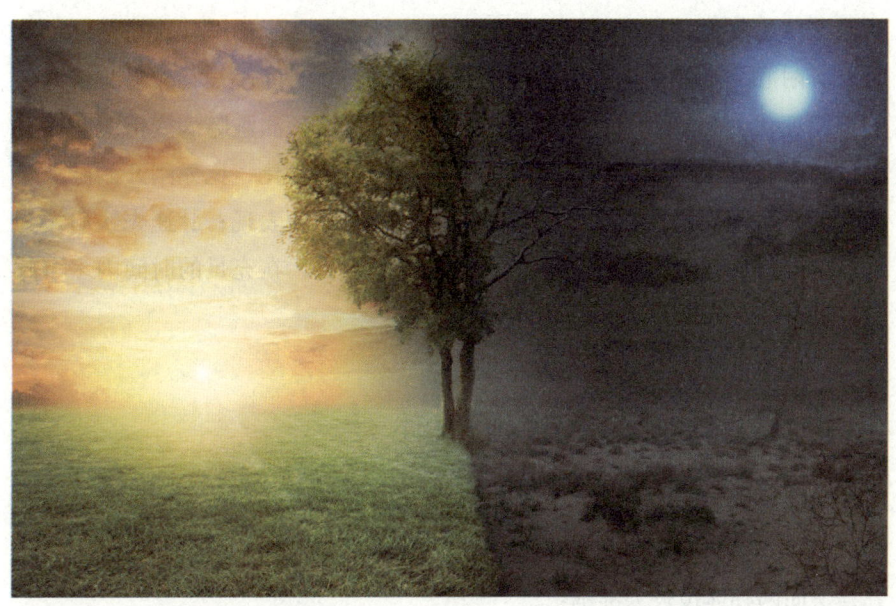

　　如前所述，我们对患者进行脉诊的时间，最好是定在一天中的清晨，这个时间段也被古人称为平旦。清晨，患者从长时间睡眠中苏醒，体内环境相对安定宁静，气血也不会有较大的波动，此时脉象可以更加准确地反映人体内脏腑、气血的情况，医者能够更好地判断疾病的性质和位置。但是清晨诊脉在实践中不容易实现，因为患者不会都在清晨发病或就诊，求医的时间是不确定的。所以医者在临床中不能拘泥于清晨诊脉，医者应随时都可以进行脉诊。

　　患者血脉搏动和气血、进食、运动、情绪等有关，要想诊脉准确，就要让患者尽量模拟清晨的状态。简单地说，就是要让患者在安静的环境中休息一段时间，调整呼吸和情绪，以减少内在和外在各种因素的干扰。患者进食之后谷气比较充盈，气血流畅，脉象多为滑利；饮食没有节制，脉象就迟数不定。因此，一般在患者进食后1小时才进行脉诊，此时脉象较为真实，但是如果遇到病情较急的患者，要马上诊脉判断病情，尽快治疗。

　　每次为患者诊脉，应该在1分钟以上，最好是3分钟左右。这是因为古代医家认为气血一昼夜运行50周,所以诊脉也要至少诊至50次搏动。诊脉时要有耐心,不能草草行事,一定要诊够时间。时间较长,较易分辨脉象的节律变化,观察到结、代脉的出现频率,进而预测脏腑病变情况。而且在诊脉时,脉象给我们的指感可能会随时间发生变化,比如刚开始脉象较为软弱,时间变长反而变硬,这是人体内有实邪的表现;脉速先快后慢为气滞,先慢后快为火郁等。在诊脉时一定要细心,在充足的时间内多多感受,进行动态分析。

诊脉的体位

在诊脉时,为了获得更准确的脉象,需要患者配合医者摆出正确的体位。体位正确可以减少干扰和误差,让诊脉更加准确、流畅。经过实践研究,下面两种体位较为准确:

1. **坐位** 患者正坐在椅子上,坐在医者对面为正坐位,坐在旁边为侧坐位。患者要自然地把前臂向前水平伸出,使其与心脏保持在一个平面。将手腕上佩戴的手表、手镯等饰品全部摘掉,露出手腕寸口,如果患者穿的是

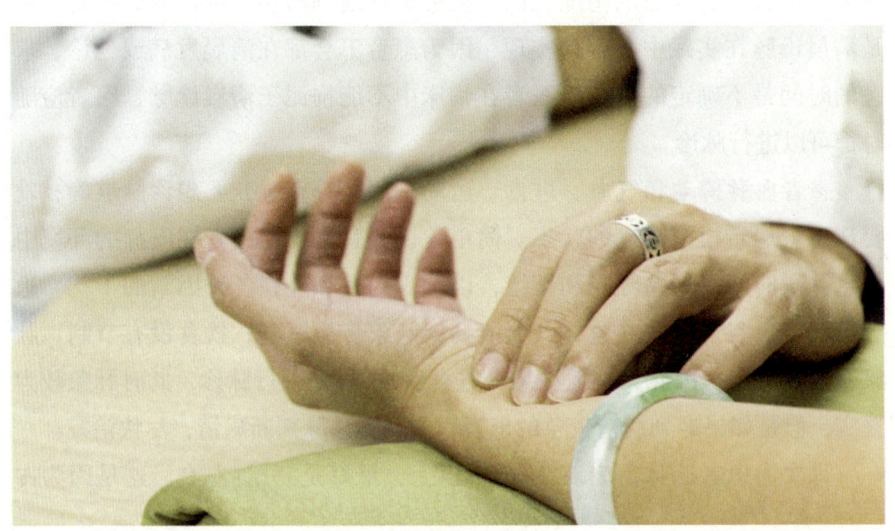

长袖衣服，在患者露出寸口时医者要注意观察，患者的袖口向上提拉是否压迫肢体，影响血运。患者手腕下方垫一块脉枕，掌心朝上，手指自然放松，微微弯曲。正坐位时，患者可以同时把左右前臂都伸出，医者坐在对面用右手诊察患者左侧脉象，再用左手诊察患者右侧脉象，然后将双手脉象进行比较。侧坐时，医者用靠近患者一侧的手进行切脉。患者在接受诊脉时要放松，及时调整姿势，让前臂一直保持向前平举，保证气血通畅，以免肢体活动、扭曲影响脉象。

2. 卧位　如果患者病情较重、体质虚弱，已经没办法或不方便坐起的时候，也可以让患者平卧在床上，手臂自然伸展，与身体呈30°左右的夹角，保持和心脏在同一平面，医者在床边切脉。

脉诊的指法

一、下指

经典回顾

《活人书》云："凡初下指，先以中指揣按得关位，乃齐下前后二指，为三部脉。前指寸部也；后指尺部也。"

现代解释

刚开始下指诊脉的时候，先用中指定住关位，然后同时将食指和无名指放下，这就是三部诊脉。关位前方的手指处为寸部，后方为尺部。

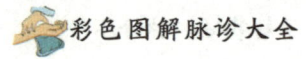

下指又被称为布指，在患者摆好体位之后，医者准备下指开始诊脉。先把中指放在桡骨茎突处，在该部位内侧寻找关脉，确定好关脉后，再把食指放在关部前方探查寸部，将无名指按在关部后方寻找尺部。

二、排指

因为患者前臂长度不同，所以寸、关、尺三部长短也有区别。医者在下指之后要根据患者体型来进行排指，三指之间适当间隔，来分候三部。如果患者前臂较长，其寸、关、尺三部间距更宽，医者的三指间距要适当增大；患者前臂较短，三部之间更加紧凑，医者三指间距稍紧；患者为中等身材，医者排指就要不紧不疏，距离适中。

三、调指

经典回顾

《学古诊则》云："人之三指，参差不齐，必使指头齐平，节节相对，方可按脉。"

现代解释

诊脉用的三根手指长短是不同的，诊脉时一定要让手指头齐平，指节相对应，做到这些才能开始按脉。

在确定好患者寸、关、尺三部之后，要调整自己的手指，使中指微微弯曲，保持食指、中指、无名指三指指尖齐平。通过调指可以将医者参差不齐的三指平齐，保证三指运动协调、力度均匀，诊脉更加准确，减少诊脉误差。

四、用指

人体食指、中指、无名指三指各处的皮肉厚薄是有区别的,它们的敏感程度不同。为了更好地感知脉象,古人发现指端皮肉凸起最高处触觉最为灵敏。因此,将该部位称为"指目",意为就像手指的眼睛一样,可以敏锐地感受脉象的细微变化。

五、运指

经典回顾

卢子由说:"每见惜指甲之修长,用指厚肉分,或指节之下,以凭诊视者,真不啻,目生颈腋胸胁间矣。"

李延罡说:"指爪不可养长,长则指头不能取齐,难于候脉。且沉取之时,爪长则按处必有深痕,在于闺阁,尤为不便。"

《脉诀刊误》记载:"轻手取之曰举,重手取之曰按,不轻不重,委曲求之曰寻。初持脉轻手候之,脉见皮肤之间者,阳也,腑也,亦心肺之应也,所谓浮按消息是也。重手取之,脉附于肉下者,阴也,脏也,亦肝肾之应也,所谓沉按消息是也。不轻不重,中而取之,脉应于血肉之间者,阴阳相适,中和之应,脾胃之候也,所谓中按消息是也。"

《素问·脉要精微论》说:"推而外之,内而不外,有心腹积也。推而内之,外而不内,身有热也。推而上之,上而不下,腰足清也。推而下之,下而不上,头项痛也。按之至骨,脉气少者,腰脊痛而身有痹也。"

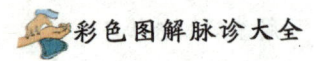

现代解释

> 有的人爱惜自己修长的指甲，诊脉隔着厚厚的肌肉或用指甲抠住患者肌肤，这样诊脉并不能得出真实的脉象。简直就如同在脖子、腋下、胸部和肋骨之间突然出现。
>
> 指甲不能养得过长，太长则指尖无法平齐，很难诊脉，并且在沉取的时候，指甲太长会在患者身上印出深痕，对于闺阁中的女性很不方便。
>
> 轻轻地把手指搭上去寻找脉象叫作举，用力取脉叫作按，介于两者之间不轻不重叫作寻。刚开始把脉的时候，不宜用力，宜轻寻。在皮肤之间寻找到脉象，为阳，为腑，与心肺相对应，这就是所谓的浮取。用力较重探查脉象，脉在肌肉下方，为阴，为脏，与肝肾相对应，这就是所谓的沉取。用力不轻不重取脉，脉位于血肉之间，阴阳调和，可以反映脾胃变化，这就是所谓的中取。
>
> 推移手指向外感受，脉象在内不在外，这是因为心肺有积。推移手指在内感受，脉象在外而不在内，表明身体内有热。推移手指向上感受，脉象在上而不向下，提示腰足部有寒。推移手指向下感受，脉象在下而不向上，说明头颈疼痛。深按到骨，脉气较少，表示腰脊疼痛，身体痹痛。

医生在布指之后，要用三指的灵活操作和指目的感觉来感受脉象，全面了解脉位、脉形、脉势，进而发现患者的气血的盛衰和脏腑是否有病变，这一过程中三指的操作叫作运指。为了能顺利完成运指，医者要注意修剪自己的指甲，不能太长，以免影响诊脉，出现误差。指甲要长短适度，光滑圆润，不影响诊脉即可。

1. 常用的运指手法

如下所述：

（1）举法　医者手指用力较轻，搭在寸口脉搏搏动的位置，一般按至皮下即可，以此来观察脉象，称为"举法"。使用举法取脉，也被叫作"浮取"或"轻取"。

（2）按法　医者取脉时手指用力较重，甚至按至筋骨，使用该法取脉，被称作"沉取"或"重取"。

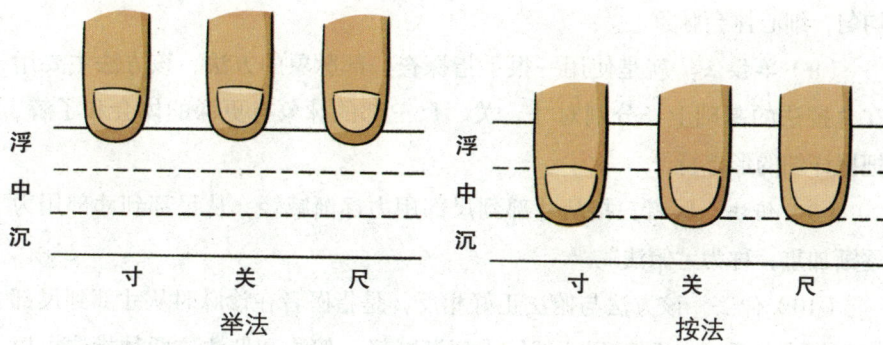

（3）中取法　这种方法介于举法和按法之间，医者取脉时用力适中，按至肌肉，来探查脉象变化。

（4）寻法　医者使用三指变换力度，由轻到重，由重到轻，并在脉管左右进行探寻，或者诊脉时交替手指来诊察寸、关、尺三部的脉象，通过仔细感受来找到脉象最明显的部位，并调整好最适合的指

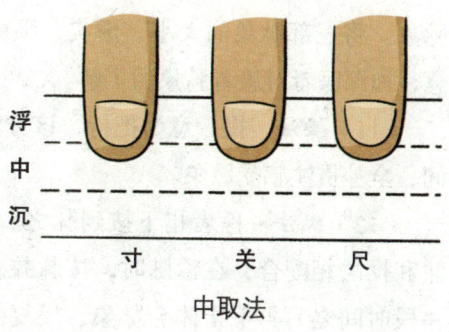

力，这已经成为现代诊脉的基本指法，被广泛应用。

（5）推法　医者下指后，指目对应患者的脉脊，可以顺应脉搏的运动趋势，在其左右和内外进行推动。可以更好地了解脉体的形态以及脉力的变化和趋势，从中感受脉象的动态变化，加深对患者脏腑、气血变化的体会。

（6）循法　医者诊脉时将指目沿着脉道上下移动，通过循法可以探寻出脉搏应指的范围，体会脉势的虚实。

（7）总按法　这是一种三指同时用力诊察患者脉象的指法，可以从总

体上分辨双手寸、关、尺三部的脉象，还可以比较双手脉象形态在浮取、中取、沉取时有何不同。使用该法时，食指、中指、无名指三指一般用力均匀，细心体会脉象。

（8）单按法　就是使用一根手指探查一部脉象的方法，该方法主要用在总按法的基础上，分别对寸、关、尺三部的脉象有更深的体会和了解，把握详细的形态特征。

（9）俯法　医者三指从寸部到尺部用力逐渐减轻，从尺部到寸部用力逐渐加重，称为"俯法"。

（10）仰法　该方法与俯法正好相反，是指医者在诊脉时从寸部到尺部之间用力加重，从尺部到寸部用力逐渐减轻。俯法和仰法这两种指法可以让医者使用不同的下指力度，在寸、关、尺不同的脉位，来找到最合适的脉象。将三部脉象的大小、虚实、强弱进行比较，可以获得更多的脉象信息，加深医者对患者脉象的了解。

（11）操法　操，意为把持，该方法就是将手指停留在某一脉位一段时间，全神贯注感受脉象。

（12）纵法　医者指下按到脉之后，抬起手指放松，叫作"纵法"。纵法和操法相配合，在诊脉时，按脉并感受一段时间后抬起手指放松，放松一段时间之后再下指体会脉象，反复操作数次，更好地感受脉象，这一过程称作"操纵"。

2. 辅助运指手法

有时候，单纯依靠上述十二种常用的指法不足以诊察患者脉象，此时就要使用辅助运指手法配合，来达到全面了解患者脉象的目的。辅助运指手法主要有下列几种：

（1）侧指法　当患者寸口部位出现血管畸形、外伤、骨肉不平等情况时，无法正常诊脉，此时可以将手指偏向方便观察的一侧，这就是"侧指法"。

（2）挽指法　如果患者因为某些特殊原因手臂不能伸平，当患者侧置前臂时，医者托手挽指进行诊脉。

（3）辗转法　医者诊脉时使用一根手指，将其左右倾斜来延长范围，

上篇　了解基础，脉诊不难

感受指下和左右的脉象。此法常用于幼儿，幼儿寸口脉较短，很难放下三根手指，就要用一根手指按寸、关、尺三部，一般使用拇指左右辗转来体会患儿脉搏情况。

脉诊的基本要领

一、以常衡变

经典回顾

> 程钟龄提出："脉有要诀，胃、神、根三字而已。"
> 《黄帝内经》说："有胃则生，无胃则死。"
> 《三指禅》说："将缓字口诵之，心维之，手摩之，反覆而详玩之，久之，缓归指上。以此权度诸脉，了如指掌。"
> 张景岳认为："胃气即人之阳气，阳气衰则胃气弱，阳气败则胃气绝矣，此即死生之大本也。所谓凡阳有五者，即五脏之阳也。凡五脏之气，必互相灌濡，故五脏之中，必各兼五气，此所谓二十五阳也。是可见无往而非阳气，亦无往而非胃气。无胃气即真脏独见也，故曰死。""善为脉者，贵在察神，不在察形。察形者，形千形万，不得其要；察神者，惟一惟精，独见其真也。"
> 李东垣提出："脉之不病，其神不言，当自有也。"
> 时逸人说："四项同时见之，方得谓之有神。"
> 《难经》说："上部无脉，下部有脉，虽困无能为害。所以然者，譬如人之有尺，树之有根，枝叶虽枯槁，根本将自生。"
> 《医宗必读》提出："尺为肾部，而沉候之六脉皆肾也，要知两尺之无根，与沉取之无根，总为，肾水涸绝而无资始之原。"

31

《医学入门》说:"男子以右尺为根,女子以左尺为根。"

张琪认为:"如下焦邪实壅阻之证,多尺脉不见,不能骤然认为无根,迨邪气去则脉自出。在妇科中,亦有寒气内结胞宫,而尺部无脉者,寒湿得湿化则脉自出。"

《医学准绳六要》记载:"尺中弱甚似无根,脾胃与今脉尚存,大藏色黄犹进食,斯人终不赴幽冥。"

现代解释

脉的要诀是胃、神、根这三个字。

人有胃气可以生存,没有胃气就会死。

在口中诵读"缓"字,用心思考,用手指寻脉,反复实践,最终将"缓"字诀运用到手指上,以此来揣度并掌握其他脉象。

胃气是人身上的阳气,阳气衰弱,胃气也会随着变弱,阳气衰败,胃气也会败亡,这是人生死的根本。阳为五脏之阳,五脏中的气相互灌溉交流,所以五脏中都具有五气,这就是二十五阳。如果没有沟通就没有阳气和胃气。没有胃气,只有真脏之气独见的脉象,所以会死。擅长诊脉的人,很重视诊察其神,而不是诊察脉形。诊察脉形的人,脉形有成千上万,得不到诊脉的要领。诊察脉神的人,只要理解了精要,就可以观察到脉的真相。

没有病的脉象,一定是有神的。

脉形体柔和、来去从容、来去如一、应指有力这四项同时出现,才可以说是得神。

上部没有感受到脉,下部有脉。虽然脉受困、机能减退、出现疾病,但是脉有根就像树有根一样,树叶虽然变枯,但是有根会重生。

双手尺部对应肾,沉取时六脉都能表现肾,双手尺部无根和沉取无根,都是肾水绝的表现。

> 男性以右手尺部为根脉，女性以左手尺部为根脉。
>
> 比如下焦实邪壅滞，大多探查不到尺脉，但是不能马上判断为无根，等待邪气离去，脉就会出现。在妇科中，寒气在胞宫内凝结，此时尺脉显示无脉，寒湿之邪化去，脉象就会出现。
>
> 患者尺脉较弱像是无根，但脾胃和脉尚存，全身发黄但还可以进食，患者就不会丧命。

在诊脉之前，医者必须先了解正常脉象，才能够在诊脉过程中判断出脉是否有异常表现。我们通过脉诊来诊断病情，不仅要辨别疾病的病因、病机、病位，而且要体会患者体内正气与邪气的盛衰状况，以此来判断患者的预后情况。健康人的脉象，可以被归纳为有胃、有神、有根。

1. 有胃 胃是后天之本，生化之源。只有胃气充盛，脉道才能充盈，人体才能正常进行生命活动。胃气对于人体生命活动的正常运行起到了决定性的作用，如果胃气受损，脉道得不到充盈，机体生机也会受到严重影响。结合历代医家对有胃的相关记载，脉有胃气需要具备以下几点：

（1）脉来和缓　脉有胃气可以表现为脉象从容和缓，不急不迫，徐徐而来。可以通过此宗旨来区别其他脉象，做到以常衡变。

（2）脉应四时而动　根据中医学理论，人与天地相应，胃气也随着天地之间和阴阳之气的变化而变化。胃气在四时会有细微变化。一般来说，胃气在春季微弦，夏季微洪，秋季微浮，冬季微沉，与四时相应。人体脉象这种随着四季变化而变化的适应能力就是有胃气的体现。如果人体患病，胃气变得衰弱，这种变化就会表现得太过或者不及。脉应四时而动这一表

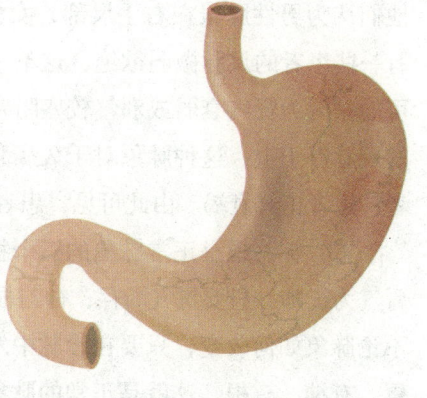

现提示了人体胃气充盈，同时因为脉的弦、洪、浮、沉是五脏之气感受四时变旺的表现，又表明胃气是五脏之气的综合表现。

2. 有神 神从广义上说，是人体生命活动的表现，得神者昌，失神者亡。在医者诊脉时，从患者脉象中寻找神是非常重要的，历代医家对脉中有神的认识主要体现在以下几个方面：

（1）**胃气即神** 意思是脉中有胃气就是有神。

（2）**脉柔和有力为神** 很多医家认为脉象有力就是有神，但也有部分医家对这一观点持怀疑态度。如果我们在诊脉中发现患者的病脉中有力，可以认为其脉有神，对于患者的疾病发展及预后有一定的参考价值。

（3）**至数匀齐有神** 脉搏跳动不快不慢，频率均匀就是有神的表现。如果脉象时有一止，甚至出现十怪脉都属于无神。

综上所述，脉有神就是有胃气。人体在患病的情况下，医者可以从患者脉象是否有力、频率次数是否均匀来判断神的盛衰，从而对病情有更深入的了解。

3. 有根 脉象是否有根，是人体内肾脏元气盛衰的重要表现，有根则盛，无根则衰。脉根可以从两个方面来感受，在患者的尺部或者医者沉取患者脉象时就可以探察到。此外，有部分医家提出男性和女性的脉根有区别，他们认为男性脉根在右手尺部，女性脉根在左手尺部。但是在临床实践中，有一些患者的尺脉微弱欲绝，这不一定是脉根衰败的表现，患者出现该表现可能是因为肾气衰弱或邪气较盛阻塞气机。如果患者脉沉取不到，只在举时发现脉浮于上，这种脉象对于久病和重病患者来说不是一个好兆头，提示医者：患者正气衰竭。由此可见，患者是否有脉根在诊脉中有着重要的意义。

胃、神、根是正常脉象的三个特点，这三者是密不可分的整体。其中以胃气为统帅，只要胃气尚存，神与根就依然存在，患者病情就有好转的希望。不论脉象如何改变，只要在诊脉中发现脉象从容和缓、匀齐有力，那就是有胃、有神、有根，这就是正常的脉象。我们在熟练掌握正常脉象之后，遇到其他的脉象就可以相互比较，找出其中的不同，探寻疾病，辨别病症。

上篇　了解基础，脉诊不难

二、上、下、来、去、至、止——脉诊六字诀

经典回顾

> 《诊家枢要》提出："察脉须识上、下、来、去、至、止六字。上者为阳，来者为阳，至者为阳；下者为阴，去者为阴，止者为阴。上者自尺部上于寸口，阳生于阴也；下者自寸口下于尺部，阴生于阳也。来者自骨肉之分，出于皮肤之际，气之升也；去者自皮肤之际，还于骨肉之分，气之降也。应曰至，去曰止。"

现代解释

> 诊脉必须要理解上、下、来、去、至、止这六个字。上、来、至为阳，下、去、止为阴。上是尺部强于寸口，这是阳生于阴的表现；下是寸口强于尺部，这是阴生于阳的表现。来是从骨肉之处外出到皮肤，这是气的上升；去是从皮肤返回到骨肉，这是气的下降。脉应指为至，离去为止。

上、下、来、去、至、止这六个字，可以高度概括脉象的万千变化，成为医者诊脉时的一种简单但却又十分实用的方法，被后世医家称为"六字诀"。

上指寸部，下指尺部，通常情况下男性尺脉较沉，女性尺脉较盛，但是人体阴阳协调，寸部与尺部的脉搏强弱保持在一个适当的范围内。如果二部其中之一发生偏盛或偏衰，说明这种平衡被打破，人体阴阳协调异常。比如尺部较弱而寸部较强，患者往往表现为阳浮阴弱或上盛下衰；寸部较弱而尺部较强，提示患者邪气进入下焦或相火亢盛。

来、去、至、止四字都与脉搏跳动有关。其中来为脉搏从内向外跳，

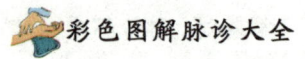

去为从外向内落,脉象来去应该从容,力量均匀一致。来去可以提示人体阳气的盛衰,如果脉来而有力、去而无力则为阳盛,反之则为阳衰。至为脉来,止为脉去,脉的至止是一个有节奏的交替运动,节律均匀、正确表明阴阳平衡。如果脉象节律异常,则标志着阴阳失去了平衡。

三、抓住独变的脉象

经典回顾

> 张景岳认为:"详此独字,即医中精一之义,诊家纲领,莫切于此。"

现代解释

> "独"字是中医诊脉精要,为医者诊断的纲领。

医者在诊脉时要善于发现患者在某一部或某一关出现异常变化的脉象。在一般情况下,患者双手六部脉的频率和力度维持在一种平衡协调的状态,如果其中有一部脉出现了病变表现,这标志着该部脉相对应的脏腑经脉出现了病变,要细心感悟这种异常变化。

"独"不仅仅是说患者一部脉与其余几部不同,也表示脉体发生单独变化。比如正常人六部脉和缓从容,如果出现数、滑、弦、涩等脉象,就是单独出现的病脉。此外,独也有真假的区别。患者的体质、性别、年龄都会对其有所干扰,要针对不同患者进行分析,不能妄下结论。医者要仔细体会,认真揣摩独变的脉象,找到其中的规律。

上篇　了解基础，脉诊不难

四、左人迎，右气口，相对比

经典回顾

> 《脉经·脉法赞》曰："关前一分，人命之主。左为人迎，右为气口。"
>
> 《黄帝内经》说："寸口主中，人迎主外。"
>
> 李东垣说："外感风寒，皆有余之证，是从前客邪来也，其病必见于左手，左手主表……内伤饮食及饮食不节，劳役过甚，皆不足之病也，必见于右手，右手主里。"
>
> 《王氏医存》认为："凡左脉弱，右脉强，主汗多、遗精、肝郁等证；右脉弱，左脉强，主易怒、腹痛及误服补火丸散，必生肝热、滑精诸证。右脉盛，左手无脉，主痰结、气虚。左脉盛，右手无脉，主食滞、肝郁。"

现代解释

> 关部前方一分，是诊脉的关键，左手是人迎，右手是气口。
>
> 寸口反映人体内在病变，人迎显示外邪入侵。
>
> 外感风寒是邪气较盛，为外来邪气入侵，病脉可以在左手被发现，左手主表……患者内伤饮食和饮食不节，都是因为正气不足发病，可以在右手探查到，右手主里。
>
> 左手脉弱，右手脉强，主汗多、遗精、肝郁等证；右手脉弱，左手脉强，主易怒、腹痛以及误服补火的药物，一定会出现肝热、遗精等一系列病证。右手脉充盛，左手未探查到脉搏，主痰结、气虚。左手脉充盛，右手未感觉到脉，主食滞、肝郁。

人迎气口诊法是将寸口脉关前一分的地方分别叫作人迎和气口，其中位于左手的称为人迎，用来探查外来邪气作用人体后出现疾病的病脉；位于右手的称为气口，用来观察人体内部脏腑病变出现的病脉。这种方法在李东垣提倡使用后被广泛应用，对脉学的发展造成了极大的影响，同时也出现了很多争议。

这一方法的要领就是左右对比，左侧主外感，右侧主内伤，但是不能简单地用左手和右手脉象的区别来分辨内伤和外感。当医者诊察脉象的时候，常会发现患者左右手脉象有强弱、大小不一的现象，这向医者透露出患者病变的信息，要仔细感悟、认真分析，这种左右手脉象的对比对医者诊断病情变化有很大的帮助作用。在清代医案中可以发现大量左右对比法的应用，这对医者学习和运用脉诊起到了提示作用，可以丰富医者对脉学的认识。

五、位数形势

经典回顾

周学海提出："脉有四种，位数形势而已。""位者，浮沉尺寸也；数者，迟数结促也；形者，长短广狭厚薄粗细刚柔，犹算学家之有线而体也；势者，敛舒伸缩进退起伏之有盛衰也。""曰举按，以诊高深也；曰上下，以诊短长也……"

现代解释

脉有四种变化，即位、数、形、势。位为脉沉浮所处的位置；数是脉的频率快慢；形就是脉的形态，有长短、广狭、厚薄、粗细、刚柔，就像数学家的线和体；势，就是脉象的盛衰、进退。医者通过举按来诊察脉象深浅，通过上下探查来确定脉象长短……

上篇　了解基础，脉诊不难

　　探查脉的位数形势是由清代医家周学海提出的一种诊脉方法，他认为脉象的各种变化都可以包含于这四个方面内。这种脉诊方法不但可以用来归纳脉象变化，还可以用来说明指法的具体运用，即使用举按来观察脉象沉浮，通过上下探查来判断脉位，通过推寻来探查脉的形态，而脉势的探查要贯穿于脉诊的始终。

　　近些年，一些学者经过临床实践，在位数形势的基础上，增加"律"字，用来表示脉搏是否均匀有节律，该方面也被包含在"数"中。位数形势作为相互衔接的诊脉步骤，有很强的实用意义。具体操作时，可以先定位脉的寸、关、尺三部；然后探查频率，定脉迟数结代；随后判断脉象形态，来确定脉的大小弦滑；最后审查脉势，区别脉的盛衰虚实和阴阳进退，作为参考。

六、先别阴阳

经典回顾

　　《黄帝内经》指出："善诊者，察色按脉，先别阴阳。"
　　《伤寒论·辨脉法》提出："凡脉大、浮、数、动、滑，此名阳也；脉沉、涩、弱、弦、微，此名阴也。"
　　柯琴说："脉有对看法，有正看法，有反看法，有平看法，有侧看法，有彻底看法。"

现代解释

　　擅长诊脉的人，观察神色、按察脉象，首先要辨别阴阳。
　　脉象大、浮、数、滑、动，为阳；脉象沉、涩、弱、弦、微，为阴。
　　脉象有对看法、正看法、反看法、平看法、侧看法、彻底看法。

　　在诊脉时，要把握好脉象的阴阳、进退、顺逆。医者首先要辨别阴阳，

39

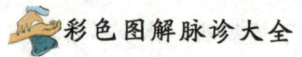

以判断患者正气盛衰变化,分析具体病变情况。我们可以通过之前叙述的诊脉方法进行判断,比如六字诀、胃神根、位数形势等,这些都以辨别阴阳顺逆为宗旨。医者诊脉要以阴阳顺逆为诊法大纲,其余的各种诊法都是该大纲的具体应用。

七、知常达变

经典回顾

滑伯仁说:"须要先识时脉,胃脉与腑脏平脉,然后及于病脉。"

《石室秘录》提出:"知十法之常,即可知六法之变,又何难知人之疾病哉!"

《诊宗三昧》云:"脉有下指浮大,按久索然者,有下指濡软,按久搏指者,有下指微弦,按久微涩不能应指,或渐觉弦硬者,必难取效。"

现代解释

首先要认识四时脉象、胃脉和脏腑平脉,然后再了解病脉。

了解了十法的常态就知晓了六法的变化,不难推断出人体疾病。

诊脉时,下指脉象浮大,长时间按压后却没什么感觉了;或下指濡软,按一段时间脉就应指;或下指微弦,久按会感觉脉象微涩不能应指,或逐渐感觉脉象变得弦硬,很难取得预定的诊脉效果。

脉象有成千上万种变化,初学者可能感觉内容过多,不好学习。但是,尽管脉象千变万化,只要抓住其规律,就可以达到事半功倍的效果。之前记述的各种方法就是诊脉的规律,将其称为"常",这些方法的具体变化应用就被称为"变"。我们要把常和变结合起来一起学习、感悟、体会,不认识常态就没有对照，不理解变化就很难有所体会。我们要做到知常达变，就要明白下列几点：

1. **脉象有常变** 以时脉、胃脉、平脉为"常"，病脉为"变"。我们要掌握脉象的常变，并在心中仔细感悟，找出其中的规律，并进行归纳总结。

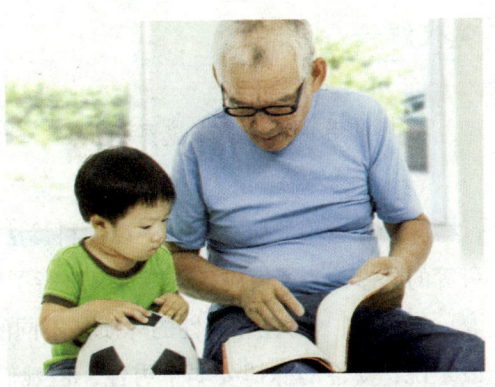

2. **体质有常变** 医者在诊脉时要辨别患者平常的脉象和发生疾病之后的脉象。人在平时没有患病的时候的脉象是体质脉，体质脉和个人体质有关，因为人与人之间存在差异，有性别、年龄、高矮胖瘦、强壮羸弱等不同，导致气血阴阳也各不相同，脉象也随之变化。比如幼儿的脉象多数，老年人脉象多迟缓虚弱。体质脉还和后天的生活习惯有关，有的人习惯使用左手，左手脉象就较为洪大，习惯使用右手的人，其右手脉就更明显。我们在诊脉时要根据患者不同的体质，细心揣摩其"常"与"变"。

3. **用指有常变** 医者使用食指、中指、无名指三指来按察脉象，在下指诊脉时也会对患者脉象产生影响，造成脉搏跳动发生变化，从而干扰诊断。按压时间过短不足以体会脉象，时间过长则会引起患者血脉阻滞，产生不同的变化。此外，因为医者脉诊三指感觉各不相同，使用三指总按或单用一指，感受又不相同。因此，我们要注意用指变通，时间适宜。

八、诸科各有常变

经典回顾

《医学准绳六要》说："乃以一指按其寸、关、尺。"

现代解释

> 可以用一根手指来按察患儿寸、关、尺三部。

脉诊有通用的原则,其中以内科诊法为"常",其余如儿科、外科、妇科等的脉诊,为了适应各科特点又进行了变化,该常变特点也需要掌握。

1. **妇科** 男性和女性的体质是不同的,在脉象的表达上也有差异。一般来说,女性的脉搏要弱于男性,但她们双手尺脉又比男性的要充盛。并且女性还有妊娠脉、月经脉等特定的脉象(详见后述),在为女性诊脉时要格外注意。

2. **儿科** 对于3岁以下的幼儿,往往不使用诊脉方法来判断病情,而是通过望其指纹进行诊断。孩子到6岁就可以使用寸口脉诊,但由于孩子寸口脉较为短小,所以一般采用一指诊三部的方法,即用一根手指来诊察其寸、关、尺三部。

3. **外科** 外科大多使用望诊,通过对局部的观察来判断患者病情,但依然需要医者借助诊脉来观察患者体内正气的盛衰。医者通过脉之阴阳和是否有力来判断,如果发现患者为阳脉或脉动有力,就可以认为患者体内邪气较盛或正气尚且充足;若患者为阴脉或脉动无力,则为正气衰弱或余邪未被除尽。

4. **伤科** 可以通过患者脉象的洪大与沉细来判断外伤的顺逆。如果患者失血,脉象沉细为顺,说明预后较好;脉象洪大为恶,说明病情要发生变化。若患者瘀血内停,则脉洪大为顺,脉沉细为恶。伤科诊脉可以指导医者对病情变化的判断与患者的预后情况,以便及时调整治疗。

5. **喉科、眼科** 诊断多以望诊为主,诊脉方式与内科基本相同,要注意不能仅凭诊脉就下药,要综合考虑。

上篇　了解基础，脉诊不难

第四章　脉诊的基本技巧

脉象的诊察方法

我国历代医家经过筛选归纳出常用的28种脉象，脉象与脉象之间的组合是科学严谨的，每一种脉象都有其针对性的特点，在疾病诊断中发挥的作用是不能相互替代的。所以要学习脉诊，这28种脉象必须熟练掌握。

在临床实践过程中，通常是用这28种脉象和其相兼脉来总结概括临床上各种各样的脉象变化。所以一定要明白每一种脉象是用来诊察寸口脉中哪一方面变化的，否则在对脉象探查时就会没有头绪、思维混乱。举一个简单的例子，滑脉、涩脉都是用来观察脉象流利程度的，如果不能明确，在诊察滑脉、涩脉的时候就会失去针对性。医者要抓住脉象特点，充分体现脉诊的诊断作用。

脉象变化包括的方面很广，脉的长短、位置、节律、频率、张力、气势、幅度、和缓程度、流利程度以及脉体大小等都被包含在内，上述这些变化方面的不同组合构成了错综复杂的脉象。常用的28种脉象就是根据这些变化厘定的，其中有些脉象是针对一种变化而言，也有的脉象是由两种或两种以上变化构成。

初学者可能感觉28种脉象数目过多，难以记忆。在这里介绍一个较为简单的记忆和理解的方法：要熟知这些脉象的构成条件和脉形规范，体会它们对应寸口脉哪一方面的变化，并根据其规律进行总结，把对应同一方面的脉归为一组，在组内体会并加深印象，比如根据脉位不同分为浮脉、沉脉、伏脉，将它们列成一组，探查其在脉位上的不同，增强记忆效果。掌握了这28种脉的诊察方法，就掌握了诊脉的入门技术。下面将详细说明诊察方法：

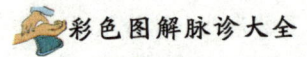

一、至数

　　诊察至数就是观察脉的跳动次数,用来分辨迟脉和数脉。常用"呼吸定息"的方法,一个呼吸周期为一息,正常人一息脉搏跳动为四到五次。如果一息脉动三次或三次以下为迟脉,一息脉动六下或六下以上为数脉。

二、脉位

　　通过判断脉的位置来分辨浮脉、沉脉和伏脉。具体方法为将寸口部位按压到骨骼的指力作为总指力,然后与相应指力做比较。

　　使用指力小于总指力的五分之二就可以感受寸口脉,则为浮脉。

　　使用指力大于总指力的五分之三才可以感受寸口脉,则为沉脉。

　　使用指力大于总指力才能感受到寸口脉,则为伏脉。

三、脉体大小

　　在正常情况下寸口脉是充盈的,如果比正常脉体宽大,则为洪脉,反之为细脉。

四、脉体长短

　　按照划分"三关"的脉诊理论,寸口脉长度以"一寸几分"为正常。若寸口脉超过正常长度,寸、尺两端都超过本位,则为长脉;若寸口脉小于正常长度,寸、尺两端均达不到本位,则为短脉。

五、脉体张力或弹性

　　通过对脉体张力和弹性的体会来判断弦脉、紧脉和缓脉。如果脉体张力提高,按之如同弓弦,则为弦脉;脉体拘紧或紧张,按压后感觉弹手或像是切绳,则属紧脉;脉体舒缓,按压后感觉张力和弹性较低,为缓脉。

六、脉律

　　结脉、动脉、促脉三种脉象在节律方面有明显变化。脉搏跳动有间歇,

上篇 了解基础，脉诊不难

则为结脉；脉搏跳动较快且有间歇的，为促脉；而动脉是一种非窦性心律的特殊脉形，在临床上表现复杂，需要根据正常窦性心律的基本脉形特点来区别。

七、脉的流利程度

在诊脉时感受脉象的流利程度，可以分辨滑脉和涩脉。在下指时，把指目按压在脉的脊部，静心体会脉管内血液运行的流利程度。如果脉管内血液运行滑利，比正常更加流利，则为滑脉；脉管内血液运行艰涩，比正常流利程度要差，则为涩脉。值得注意的是，脉的流利程度没有具体指标作为参照，医者要结合脉象形体的变化来感受。所以一定要增强对诊脉基本功的练习，先掌握正常脉象的流利程度，然后再根据指下的感受加以判断。

八、辨别散脉

在分辨散脉的时候，因为散脉有生理性散脉和病理性散脉的区别，需要加以区分。通常情况下，生理性散脉表现为脉体大而散漫，但脉体圆敛，无其他不适的感觉；而病理性散脉脉体无圆敛表现，反而过度散漫，脉的形体变得过于宽泛，甚至感觉脉管和周围的组织边界不清楚。

九、脉的力度

诊脉时通过对脉搏力度强弱的观察，区别脉是否有力。通常情况下，这是对主要脉象变化仔细探查的一种附加方式，所以对每一种脉象的观察，都需要进一步判断脉的力度。比如脉搏跳动较快，一息大于六至为数脉，再观察力度，继而将其细分为数脉有力或数脉无力。

十、特殊脉形

在临床实践中，会有少部分脉形无法使用常见的28种脉象来表示，比如解索脉，"脉在筋肉之上，乍疏乍密，散乱无序，如解乱绳之状"，脉形奇特，以"解索"命名。除此之外，还有釜沸脉、转豆脉、虾游脉、屋漏脉、鱼翔脉、偃刀脉、麻促脉、雀啄脉、弹石脉等，虽然它们非常少见，但都有相对应的疾病，对诊疗可以提供帮助，所以也需要对其有一定的了解。

十一、复合脉或相兼脉

　　复合脉是指两种或以上构成复合条件而形成的脉象，有固定的名称。相兼脉是指两种或以上的脉象相兼，没有固定的名称，比如数脉和浮脉相兼就被叫作脉浮数，将相兼的几种脉象名称相加即成。

　　医者在诊察复合脉或相兼脉的时候要注意分辨的常见脉象有虚脉、弱脉、促脉、微脉、实脉、濡脉等，对于这些脉象的诊察，可以对每种复合或相兼脉象的构成条件抽丝剥茧、一一区分。

诊察脉的更迭

　　脉象并不是一成不变的，在不同时期、不同阶段都会发生变化。在探察脉象更迭情况时，不仅要看脉象变化是否符合季节脉或体质脉的变化规律，而且还要看这种脉象更迭是否符合正常的变化规律。所以要先掌握正常的脉象变化规律，才能对脉的更迭有所体会。

　　医者应明白季节脉和体质脉的变化规律，如果脉象更迭不符合规律，就说明其为异常，这对于分辨患者脉象是否有发病表现和判断疾病的发展和转归情况有着重要的作用。比如，按照季节脉的变化规律，春季脉象应该略弦，秋季脉象应该略浮，如果春季脉象没有弦的表现，秋季脉象没发生浮象，就可以认为脉的更迭异常。再举一个例子，女性妊娠3个月，此时的脉象应该略滑，但患者脉象反而为涩，说明患者机体出现问题，可能出现胎元失养。

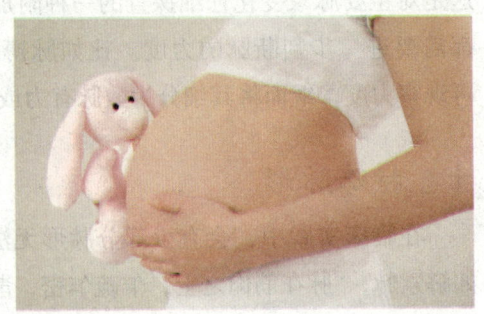

诊察革脉

这里的革脉并不是指一种脉象，而是观察脉象在疾病发生发展过程中出现的转变，这是脉象分析的重要方面。通过探查脉的更迭和在疾病中的转变，可以判断脉象变化与病情变化之间的联系，预测疾病的转归。在诊脉时不可忽视这一点，要善于分析疾病发展的规律和脉象的变化，充分发挥脉诊的诊断作用。

察独

察独就是诊察脉象在某一关或某一部出现的异常变化，这是诊断病脉的具体方法之一。根据出现单独变化的脉象来辨别病脉特点，从而判断病情的办法，古已有之。经过千百年的传承和发展，后世医家继承了这种分辨病脉的方法，并不断改良，使其作为发现和分辨病脉的主要手段，该方法临床实用性很强，被广泛使用。

诊察脉象单独变化的操作方法主要有两类。第一类是对脉象外形变化进行诊察，若一部脉的脉形与其他几部脉不同，则称之为"独变"，将其作为病脉的表现。第二类是观察脉在各部的显现，如果某种脉象只出现在其中一部叫作"独"，然后针对其出现的部位和脉的形态再进一步观察。

察独是脉象诊察中的一个重要方面，如果可以掌握并灵活使用，可以作为我们诊察病脉的金手指。要学会察独，必须掌握不同体质的脉象特点和正常脉象的普遍规律，做到以常衡变。

诊察胃、根、神

正常脉象的特点是胃、根、神，这是正常脉象一定要有的三个方面。所以诊察脉的胃、根、神，对于医者了解病情有重要意义（详见后述）。

持脉轻重法

经典回顾

《难经》曰:"脉有三部,部有四经。手有太阴、阳明,足有太阳、少阴,为上下部。何谓也?然,手太阴、阳明金也,足少阴、太阳水也。金生水,水流下行而不能上,故在下部也。足厥阴、少阳木也,生手太阳、少阴火,火炎上行而不能下,故为上部。手心主少阳火,生足太阴、阳明土,土主中宫,故在中部也。此皆五行子母更相生养者也。"

《灵枢·根结》提出:"持其脉口,数其至也。五十动而不一代者,五脏皆受气。四十动一代者,一脏无气。"

现代解释

脉有三部,与四经相对应。手有太阴、阳明,足有太阳、少阴,分为上下,这是为什么?手太阴、阳明属金,足少阴、太阳属水,金生水,水向下流而不能向上,所以在下部。足厥阴、少阳属木,生手太阳、少阴火,火性上炎而不向下,所以为上部。手心主少阳火,生足太阴、阳明土,土主中宫,所以在中部。这都是五行子母相生之理。

医者手持患者的脉口,数其脉象的至数。其脉一昼夜运行五十次,其间没有停止,五脏都能得到气的滋养,而运行四十次就停止,肾脏就不能得到气。

上篇 了解基础，脉诊不难

对脉诊经典书籍深入研究后，我们发现将持脉轻重法和现代诊脉技术相结合，在诊脉时操作会更简单，优势明显，更适合我们在临床操作。因此，我们有必要学习持脉轻重法。其操作过程可以分为下面几步：

1. **总按** 首先，要进行总按，这是持脉轻重法的第一步。在这一步中要完成对患者脉象的定位、布指、测至数。其中，最关键的是确定好下指诊脉的指力，为之后的诊脉做准备。

（1）定位 也就是确定患者寸口脉的位置和寸、关、尺三部的分布情况。根据脉诊原理，通常寸口脉可以用来诊脉的长度有一寸九分。因为每个人体型的差异，其实际长度要按照骨度分寸换算。对于不同患者，一寸九分的实际长度可能有所差异，但是只要符合各自体型即可，然后，再根据比例来确定寸、关、尺三部。

在定位寸、关、尺时，医者先将自己的中指放在患者桡骨茎突的内侧，该处就是关部；然后把食指放在桡骨茎突前方，此处为寸部；最后把无名指放在桡骨茎突后方，确定尺部。一般来说，寸、关、尺的比例为：寸部六分，关部六分，尺部七分。从脉诊理论上说，寸、关、尺三部的分布一般是按照上述比例定位的，但在临床实践操作中，能体现出尺部比另外两部更长就可以了。

最简单方便的定位方法为：以患者中指节上下两条横纹之间的距离为一寸，然后以此来确定寸口脉的实际长度，再按照比例找出寸、关、尺三部的分部。待医者积累了一定临床诊脉经验后，可以凭借经验直接定位寸、关、尺。

（2）布指 医者将食指、中指、无名指按照一定的次序和间隔分别放在寸、关、尺三部。布指的操作和定位是同时进行的，完成定位的同时完成布指。布指最容易的方法是：首先把中指放在桡骨茎突内侧，找到寸口脉的脊部，然后再按照比例找到三指之间的合适距离，手臂较长的人布指可以稀疏，手臂短的人三指间距就要密集一些。我们在布指时需要注意，三指之间的距离并不均匀，中指和无名指之间的距离应较大，这是为了让尺部多占一分。

（3）测至数　检测脉象的至数是诊脉必须要进行的步骤。在实践时，通常先测至数，随后再观察其他方面的变化。在脉诊中，有28种常用的脉象名，其中有一部分脉象通过名字就可以反映该脉象与至数的关系。此外，还有一部分脉象虽然名字中并不能体现出与至数的关系，但是实际脉象也对至数变化有所体现。如果脉的至数变化到达了某种程度，有些脉名则无法体现脉形的变化。所以检测至数，可以分辨与至数相关的脉象。

在临床上，通常使用呼吸定息的办法来计量脉的至数。即医者利用自己均匀平静的正常呼吸周期，将一次吸气一次呼气的呼吸周期定为一息，随后用"息"来计量脉象的至数。正常人一息脉搏跳动四到五次，高于五次为数脉，低于三次为迟脉。但是小儿例外，不能用诊察成人的方法检测。小儿脉的至数会随着年龄而改变，年龄越小，脉搏跳动越快，可以采用计时的方法来检测小儿至数（详见后述）。

（4）确定脉诊指力　由于患者的体质有所不同，肌肉皮肤的厚薄程度不均，所以医者诊脉时要使用不同的指力进行诊察。脉诊中最关键的技术就是分"五部"和"三关"对寸口脉进行探查。依据中医脉诊原理，医者诊脉时的指力不是随便确定的，要按照不同患者的身体状况，按照"五部"理论判断指力。我国古代医家使用的持脉轻重法，就是一种确定指力的操作方法。

运用"五部"理论来判断指力，不但可以做到因人制宜，而且还能够精确分辨脉位的变化，有利于分析脉象和其相对应疾病的性质。"五部"分别与五脏之脉相对应，寸口脉在"五部"处的变化是有特殊的生理和病理意义的。

简单地说，"五部"就是把寸口部位从最浅到最深分为五个部分，按照顺序为肺部、心部、脾部、肝部、肾部，其中每一部又可以分出3个层次，加起来一共是15个层次。在这里提一下持脉轻重法的关键技术，就是先定好按到骨骼所需要的指力，随后采用相对应的诊脉指力诊察"五部"，该方法较为准确。

为了准确判断诊脉指力，医者要训练基本功。首先，要练习指下的感知能力，用心体会下指按到骨骼的指力，感受指感特征，掌握好"按之至骨"所需要的指力，这可以作为诊察每一部脉所用指力的重要依据。然后，再练习使用相应的诊脉指力诊察患者的每一部脉。在实际练习的时候，初学者可以先练习把寸口脉分5次按压到骨骼，在熟练之后，分15次按压到骨骼。脉诊常用的28种脉象，除了"伏脉"外，分辨其他脉象的指力都不会超过"按之至骨"。从这可以看出，古代医家对指力有着较为严格的规定，并不是随意确定的。

2. 单按 医者使用食指、中指、无名指分别在患者"三关"和"五部"进行仔细的观察，被称作"单按"，这是脉诊操作的主要过程。患者患病后脉象在寸口脉出现的变化，均可以通过单按观察出来。古代医家诊脉时，对于单按和总按都很重视。

诊脉时，单按的主要目的是分辨患者寸口脉在某一部的具体改变，让医者从诊脉中得到更多的资料，加深对患者病情的了解，从而分析患者五脏六腑、气血阴阳的变化关系，对接下来的辨证论治能起到较大的帮助作用。例如，医者使用单按所获取的脉象可以分析某一病证是否是主病，然后判断疾病所处位置、归属和性质。医者可以使用多种诊脉手法仔细诊察患者脉象的变化，比如中取、浮取、沉取等常用方法。

3. 复按 诊脉的重要条件是患者气血未乱，需要尽可能地排除外来因素的干扰。通常医者在做完总按和单按操作后，患者寸口脉因为经过长时间的压迫，局部气血运行因指力阻滞会出现异常。虽然因此产生的干扰较小，但也要引起医者的注意，不能忽视。在总按和单按完成后，医者要先把手指收回，维持在刚定位而未下指力的状态，休息几息，使患者寸口脉中气血运行恢复，然后重复诊察，这就是复按的过程。

医者在复按时可以对之前存疑的地方进行重点观察，还可以验证前一次的诊察结果。复按也需要耐心，观察至少五十次脉搏跳动，因为古代医家认为脉搏跳动五十次才能更加全面地体现出五脏六腑的受气情况，所以复按不能草率进行，要耐心细致。如果脉搏跳动五十次还不足以确认诊察结果，可以适当延长时间。医者必须确认观察结果准确，才可以结束复按。

总按、单按、复按是一个连续的过程，虽然在文中记述较为复杂，但是在实际诊脉操作时，三五分钟就可以完成。此外，在诊脉时还要掌握好自己食指、中指、无名指的弯曲程度，使指目齐平。相对于指节节节相对，指目的排齐更加重要。这里所说的指目就是用来诊脉的手指指端感觉最为敏锐的地方，在实际操作时需要将指目排列整齐，呈一直线。在医者接触患者寸口脉后，将指目放在脉的脊部，这有利于使用合适的指力对其进行诊脉操作。

但是，医者在使用指目诊察时并不能很好地体会所有的脉象，此时就需要将指目和指腹结合起来使用。如散脉，该脉象的脉体散漫不收，脉管和周围组织的边界不清楚，对于该脉象，使用指目和指腹结合的手法比单纯使用指目诊察的效果更加理想。

在具体操作的时候，为了更好地体会患者脉象变化，通常需要把握合适的角度。在总按时，可以将三指一起平按或垂直下按。而在单按时除了以上两种方法，还要配合35°的倾斜角度进行按压，这一角度适合发挥指目最好的感受效果，方便指目与指腹并用，进行脉诊操作。同时，在使用这种角度诊脉时，医者不容易受到指端动脉跳动引起的干扰。这些操作方法和技术要求一定要把握好，并在实践中不断加以练习，方能达到得心应手的程度。

综上所述，持脉轻重法具有明显的实用性和优越性，值得每一位脉诊爱好者学习，对临床辨证论治具有重要意义。

上篇　了解基础，脉诊不难

第五章　脉诊的注意事项

认清脉诊的具体部位

经典回顾

> 李时珍说："脉乃四诊之末……欲会其全，非备四诊不可。"

现代解释

> 脉诊在望闻问切中排在最后……想要全面了解患者的病情，必须四诊合参。

　　诊脉是一项复杂而又细致的操作，要求医者不仅要辨别脉象形态，还要注意体内、体外环境的变化，分辨脉有无胃、神、根。脉象的变化不仅与脏腑异常、气血不调有关，而且在没有患病的情况下还会随着体质、气候、精神、年龄等因素发生改变。有时，脉象会出现暂时性的变化，这种假脉常在临床工作中干扰医者的正常诊察。此外，辨别脉象的胃、神、根，还对医者发现疾病的正邪盛衰和判断患者预后有着实际意义。同时，在诊断病情时，

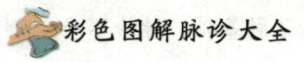

除了要重视脉诊，望、闻、问三诊也要重视。本章重点探讨脉象和体质、环境、年龄的关系以及分辨胃、神、根三气和脉诊的取舍。

脉象与人体内外环境的关系

一、脉象与季节

经典回顾

《素问·脉要精微论》指出："万物之外，六合之内，天地之变，阴阳之应，彼春之暖，为夏之暑，彼秋之忿，为冬之怒，四变之动，脉与之上下，以春应中规，夏应中矩，秋应中衡，冬应中权。""春日浮，如鱼之游在波；夏日在肤，泛泛乎万物有余；秋日下肤，蛰虫将去；冬日在骨，蛰虫周密。"

《四言举要》指出："春弦夏洪，秋毛冬石。四季和缓，是谓平脉。"

《素问·玉机真藏论》曰："春脉者肝也，东方木也，万物之所以始生也。故其气来，软弱轻虚而滑，端直以长，故曰弦。夏脉者心也，南方火也，万物之所以盛长也，故其气来盛去衰，故曰钩。秋脉者肺也，西方金也，万物之所以收成也，故其气来，轻虚以浮，来急去散，故曰浮。冬脉者肾也，北方水也，万物之所含藏也，故其气来，沉以搏，故曰营。"

上篇　了解基础，脉诊不难

现代解释

> 万物之外，宇宙之内，包含着天地的变化和阴阳的感应。春季的暖会转化为夏季的暑，秋季的忿会转变为冬季的怒。脉象也随着四时而变化，春季脉象应该轻虚而滑如规，夏季脉象应该洪大滑数如矩，秋季脉象应该轻浮而散如衡，冬季脉象应该沉石而滑如权。春季脉象浮，就像是鱼在水里游；夏季脉在皮肤，脉象较洪大；秋季脉在皮肤之下，就像是蛰虫将要离去；冬季脉在骨骼，蛰虫已经潜藏。
>
> 春季脉象略弦，夏季脉象略洪，秋季脉象略毛浮，冬季脉象略石沉。四季脉象和缓，这就是正常人的脉象。
>
> 春季脉象属肝，为东方之木，万物开始生长，所以脉气软弱、轻虚、滑利，端直以长，称为弦。夏季脉象属心，为南方之火，万物开始旺盛生长，所以脉气来时充盛、去时衰弱，称为钩。秋季脉象属肺，为西方之金，万物开始收获，所以脉气轻虚、浮动，来时较急、去时散乱，称为浮。冬季脉象属肾，为北方之水，万物开始封藏，所以脉较沉，称为营。

人并不是单独存在于世界中，其生命活动和自然环境有着千丝万缕的联系。自然环境中的变化，如湿度、温度、四季更替，均会对人体的生理功能产生影响。人的脉象也会随着自然环境的变化而变化，脉象随着一年四季气候的不同，会产生细微的变化，称为四时平脉。

1. **春季**　春季气候变得温暖，大地开始苏醒，植物发芽生长，动物和昆虫从冬眠中醒来，生机盎然。人的机体感应这种生发之气，皮肤腠理开始变得疏松，血液运行流畅，人体内的阳气向外浮越。此时，脉象轻虚滑利，端直而长，就像鱼在水里游一样，这就是春季的平脉。

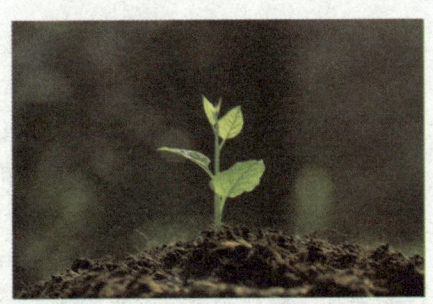

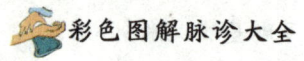

2. 夏季 夏季气候炎热，植物生长繁茂，万物都开始迅猛生长，阳气十分旺盛。人的机体感受这种生长之气，皮肤腠理变得疏松，毛孔张开，血液流动速度加快，血管充盈，人体代谢活动比较旺盛。所以，夏季脉象在皮肤，来势充盛，去势较弱，这就是夏季的平脉。

3. 秋季 秋季阳气逐渐减弱，气候慢慢变冷，植物都开始凋零，昆虫活动减弱，为收获的季节。人体机能感受收获之气，皮肤腠理开始变得紧密，毛孔收缩，所以脉在皮肤之下，脉象轻虚浮动，来势较急，去势浮，这就是秋季的平脉。

4. 冬季 冬季天气寒冷，滴水成冰，万物都被封藏了起来，这是一个封藏的季节。人的机体感受这种封藏之气，皮肤腠理变得致密，阳气内潜。脉在骨骼上，位置沉而搏坚，这就是冬季的脉象。

上述就是人体脉象和四季的关系，因为脉象虽然在四季有细微的变化，但都运行和缓，微显而不露，脉象冲和，所以被叫作四季平脉，也被称为常脉。如果脉象没有表现出冲和、和缓，在春季脉象应该微弦反而微洪，在夏季脉象应该微洪反而微沉，这都是和四时之气不相适应的表现，是患病的脉象。地区有南北之分，气候也有寒有暖，但是春弦、夏洪、秋毛、冬石同样适用。

二、脉象与人体

经典回顾

《千金方》指出："妇女之脉常濡弱于男子。"

《脉经》记载："小儿脉，呼吸八至者平，九至者伤，十至者困。"

《灵枢·天年》说："人生十岁，五脏始定，血气已通，其气在下，故好走；二十岁，血气始盛，肌肉方长，故好趋；三十岁，五脏大定，肌肉坚固，血脉盛满，故好步；四十岁，五脏六腑十二经脉，皆大盛以平定，腠理始疏，荣华颓落，发鬓颁白，平盛不摇，故好坐……"

上篇　了解基础，脉诊不难

《素问·三部九候论》说："必先度其形之肥瘦……"

张景岳说："持脉之道，须明常变。凡众人之脉，有素大素小，素阴素阳者，此其赋自先天，各成一局也。"

董西园说："瘦者肌肉薄，其脉轻手可得，应如浮状；肥者肌肉丰，其脉重按乃见，当如沉类。"

张三锡认为："人肥白，脉多沉弱而濡，或滑，以形盛气虚，多湿痰故耳。人黑瘦，脉多数疾，或弦，以阴水不足，火常盛故耳。"

《素问·方盛衰论》指出："是以形弱气虚，死；形气有余，脉气不足，死；脉气有余，形气不足，生。"

《素问·玉机真藏论》曰："形气相得，谓之可治……形气相失，谓之难治。"

《脉理求真》记载："脉有反关，动在臂后，别由列缺，不干证候。"

《三指禅》说："寸口为脉之大会，诊家于此候吉凶死生。间有脉不行于寸口，由肺列缺穴斜刺臂侧，入大肠阳溪穴而上食指者，名曰反关。"

现代解释

女性的脉象大多比男性濡弱。

小孩一息脉搏跳动八次是正常，跳动九次可能患病，十次就是被疾病所困。

人生长到十岁，体内五脏开始定型，气血贯通，人体之气向下，所以喜欢走；到了二十岁，气血开始充盛，肌肉开始长成，所以喜欢快走；到三十岁，五脏已经完全定型，肌肉长成，血脉充盛满盈，所以喜欢步行；到四十岁，五脏六腑十二经脉都极盛，平和安定，皮肤腠理开始变疏，面部开始衰老，头发变白，到了中年盛壮之后就不再容易改变，所以喜欢坐……

> 一定要先观察脉形的胖瘦……
>
> 诊脉需要分辨正常和异常，人的脉象有大有小，有阴有阳，这些都是来自先天禀赋，各自形成了独特的体质。
>
> 瘦人肌肉较薄，轻轻下指就可以观察到脉象，大致就像浮脉；胖人肌肉较厚，下指较重才能感受到脉象，就像是沉脉。
>
> 肥胖较白的人，脉象大多沉弱濡滑，形体较盛但气往往较虚，多有痰湿。瘦弱较黑的人，脉象大多数急而弦，其阴水往往不足，体内火较旺盛。
>
> 体格较弱，脉气虚，为患病；体形较壮，脉气不足，为患病；脉气较盛有余，但体形较弱，为正常。
>
> 体形和脉气可以相对应，可以治疗……体形和脉气不相符，就很难治疗。
>
> 有反关脉，脉象在前臂后方，和由列缺发出的不同，但是不影响疾病证候。
>
> 寸口脉是脉的交汇处，大多在此处推断生死吉凶。但有的脉不在寸口运行，是从肺经的列缺穴斜出手臂，进入大肠经阳溪穴，然后向上到食指，叫作反关脉。

人的体质会因性别、年龄、身高、胖瘦的不同而出现差异，这种差异会表现在脉象中。一般来说：女性的脉势比男性濡弱，且脉率也更快一些；少壮时脉象多为实大，年老后脉象多为濡弱，而婴儿脉象大多急数；身材高大的人脉较长，身材矮小的人脉较短，瘦的人脉象往往微浮，胖的人脉象大多微沉。这些均为正常的脉象，和正常脉象不同就是患病的脉象。医者在诊脉时一定要根据患者年龄、性别等不同，全面判断患者病情，把握好脉象，仔细揣度。

有些患者的脉象出现在腕后，与大多数人的寸口脉有所区别，不能把其当作异常脉象。常见的因脉管位置发生改变的脉有两种，为反关和斜飞。反关脉是一种生理性的脉位变异，该脉出现在手腕后方。斜飞脉也是一种生理性的变异，从尺部开始延伸到桡骨茎突后方。这两种脉象都是生理特

上篇　了解基础，脉诊不难

异的脉位，并不是患者发病所致。在临床中较为少见，有学者研究过，在9000人的健康检查中，仅有24人出现了桡动脉的走行异常，只占总人数的3‰。由此可见，这种脉位变异发生的概率较低，但也要引起我们重视，在常规寸口处感受不到脉象时，可以考虑反关脉和斜飞脉。

三、脉象与情志

经典回顾

《素问·经脉别论》指出："人之居处动静勇怯，脉亦为之变乎？……凡人之惊恐恚劳动静，皆为变也。"

《医学入门》说：喜则伤心脉必虚，……甚则神庭融溢，而心脉反沉。……

思伤脾脉结中居；……甚则意舍不宁，而脾脉反弦。……忧则气滞而脉沉涩，甚则魄户不闭，而肺脉反洪。

现代解释

人在生活中会有活泼与宁静、勇敢与怯懦等情感，脉象会随之变化吗？……只要人的情感出现变化，脉象就会随之改变。

喜悦过度会损伤心脏，其脉象必然呈现虚象。……如果喜悦的程度极为严重，就会导致神庭（可理解为心神所在之处）的气血过度充盈、外溢，此时心脏对应的脉象反而会变得沉。……思虑过度会损伤脾脏，其脉象表现为结脉且位置居中。……要是思虑过度严重，就会导致意舍（与脾的神志功能相关）不得安宁，此时脾脏对应的脉象反而会出现弦象。……因为忧愁会使气机阻滞，脉象呈现沉涩之象。如果忧伤过度，就会导致魄户（与肺的功能相关）不能闭合，此时肺脏对应的脉象反而会呈现洪象。

59

人在日常生活中会出现情绪的变化，这些变化与人体内血液循环有着密切的关系。当人们出现惊恐、恚劳、动静等情绪时，脉象也会有相应的改变，这种改变有规律可循。中医理论中有七情的概念，就是指人的七种情绪变化，分别是喜、怒、

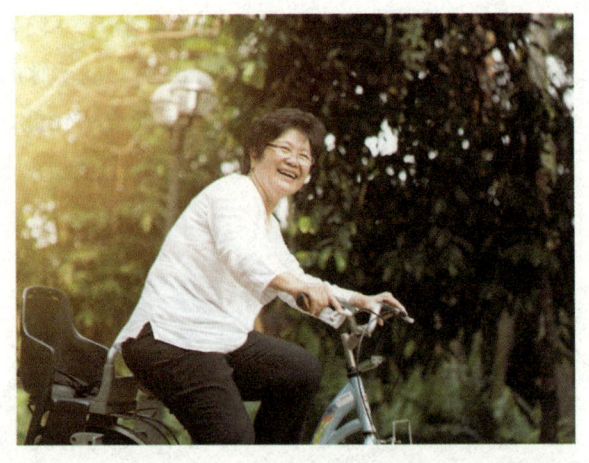

忧、思、悲、恐、惊。当人过度高兴就会内伤心脏，出现脉象变缓；过度发怒就会内伤肝脏，出现脉象变急；过度惊恐就会内伤肾脏，出现脉象变沉；过度悲伤就会内伤肺脏，出现脉象变短；过度惊吓就会气机逆乱，出现脉象变得更好动；这些就是情志内伤引起脉象变化的具体表现。由此可见，人在情志上的变化都会引起脉象改变。如果患者的情志与脉象相对应，则为顺；如果不相对应，则为逆。逆就是反常的脉象，提示患者的疾病较为棘手。医者要善于发现脉象和情志之间的规律，并在诊脉时加深印象。

除上述提到的环境、人体、情志这三点外，脉象还受饮食、劳逸等因素影响，出现一些短暂的脉象变化，不应该当作患病。比如奔跑后人的脉象变急，剧烈活动之后脉象变洪，长时间休息脉象变沉，从事脑力劳动的人脉象比从事体力劳动的人要弱，喝酒之后脉象变快，吃饭之后脉象变得洪缓有力，长时间饥饿脉象变弱无力等。这就要求医者在诊脉的同时，还要询问患者，得到更多有用的信息，与脉诊相印证。

脉象与胃、神、根的关系

从古至今，中医脉诊都很重视胃、神、根。有文献记载说"有胃气则

生，无胃气则死""得神者昌，失神者亡""脉有根本，人有元气，故知不死"，这些均表明胃、神、根在脉诊中的重要性。正常脉象是有胃、有神、有根，在切脉时对于这三点进行探查，可以更快、更有效地判断患者的病机和预后转归。有临床试验研究表明，病情较重的患者，如果诊脉时发现有胃、有神、有根，经过对症治疗，其预后较好。下面将分别论述脉象与胃、神、根三者的关系：

一、胃气

经典回顾

《三指禅》说："缓即为有胃气。"

《素问·玉机真藏论》载："脉弱以滑，是有胃气。"

朱改之认为："脉健旺者，按之柔和；微弱者，按之应指，便是胃气。"

《医学入门》指出："不大不细，不长不短，不浮不沉，不滑不涩，应手中和。"

《灵枢·终始》说："谷气来也徐而和。"

《素问·平人气象论》指出："人以水谷为本，故人绝水谷则死，脉无胃气亦死。所谓无胃气者，但得真脏脉不得胃气也。"

《内经》记载："谷入于胃，以传与肺，五脏六腑皆以受气。"

《素问·玉机真藏论》记载："五脏者皆禀气于胃，胃者五脏之本也。脏气者，不能自致于手太阴，必因于胃气，乃至于手太阴也。"

张景岳认为："五味入口藏于胃，以养五脏气，气口亦太阴也，是以五脏六腑之气味，皆出于胃，而变见于气口。是可见谷气即胃气，胃气即元气也。"

《景岳全书》说："欲察病之进退吉凶者，但当以胃气为主。察之之法，如今日尚和缓，明日更弦急，知邪气之愈进，邪愈进则病愈甚矣。今日甚弦急，明日稍和缓，知胃气之渐至，胃气至则病渐轻矣。即如顷刻之间，初急后缓者，胃气之来也；初缓后急者，胃气之去也。此察邪正进退之法也。"

现代解释

脉缓就是有胃气的表现。

脉象弱且滑利，就是有胃气的体现。

脉象较旺盛，按压后感觉柔和，微弱按之应指，是有胃气的表现。

脉象不大不细，不长不短，不浮不沉，不滑不涩，应指较为中和。

谷气进入，脉变得和缓从容。

人把水谷作为根本，所以没有水谷人会死亡，脉没有胃气也会败亡。没有胃气，就只有真脏脉，不见胃气。

食物进入胃中，再传输到肺，这样五脏六腑都能接受水谷精微之气。

五脏都从胃中得到气，所以胃是五脏的根本。脏气不能自己到达手太阴，必须凭借着胃气，运行到手太阴。

食物从嘴进入胃，来滋养五脏之气，气口也是太阴脉所在之处，五脏六腑之气都出自胃，而在气口处表现变化。可以探查到水谷之气就是胃气，胃气就是元气。

想要观察疾病的进展和预后，就必须主要探查胃气。诊察胃气是

上篇　了解基础，脉诊不难

> 需要方法的，比如今天脉象和缓，明天脉象变得弦急，就可以发现邪气正在进展，邪气进展，疾病就会加重。今天脉象弦急，明天脉象稍微和缓，可以得知胃气渐渐恢复，胃气来，疾病就会减轻。如果短时间内脉象先急后缓，说明胃气要来了；先缓后急，说明胃气将要离去。这就是诊察邪气和正气进退的方法。

1. 胃气的形象　从古至今，历代医家对胃脉的形象有着许多记载，最终将胃气归纳为脉搏跳动从容和缓、节律调匀、不浮不沉、不疾不徐。人想要生存下去，就必须进食水谷。食物通过嘴进入胃中，所以胃又被叫作水谷之海，为人体气血营卫的源头。人没有水谷营养物质的滋养，就没有办法维持正常的生命活动，脉象中也就失去了胃气的表现，不再和缓从容。患者如果出现了失去胃气的真脏脉，病情往往较重。

在这里提到了真脏脉的概念，人与外界环境是对立统一的，根据胃气的多少和有无可以分为三类：有胃气的四时五脏平脉，这也是正常人的脉象；胃气减少的病脉；失去胃气的死脉，死脉又被叫作真脏脉。

五脏四时平脉、病脉、死脉比较表

脏腑	脉名	脉象	注释
肝（春）	春胃微弦曰平	平肝脉来，软弱招招，如揭长竿末梢，曰肝平，春以胃气为本	招招，犹迢迢也；揭，高举也。高揭长竿，梢必柔软，即微缓弦长之义
	弦多胃少曰肝病	病肝脉来，盈实而滑，如循长竿，曰肝病	盈实而滑，弦之甚过也，如循长竿，无末梢之和软也，亦弦多胃少之义
	但弦无胃曰死	死肝脉来，急益劲，如新张弓弦，曰肝死	劲，弦急也。如新张弓弦，弦之甚也，亦但弦无胃之义

63

续表

脏腑	脉名	脉象	注释
心（夏）	夏胃微钩曰平	平心脉来，累累如连珠，如循琅玕曰心平，夏以脾气为本	脉来中手如连珠，如循琅玕者，言其甚满滑利，即微钩之义也。琅玕，玉而有光者，似珠
	钩多胃少曰心病	病心脉来，喘喘连属，其中微曲，曰心病	喘喘连属，急促相似也，其中微曲，即钩多胃少之义
	但钩无胃曰死	死心脉来，前曲后居，如操带钩，曰心死	操，持也；前曲者，谓轻取则坚强而不柔；后居者，谓重取则牢实而不动。如持革带之钩，而全失冲和之气，是但钩无胃也
脾（长夏）	长夏胃微软弱曰平	平脾脉来，和柔相离，如鸡践地，曰脾平，长夏以脾气为本	和柔，雍容不迫也；相离，匀净分明也；如鸡践地，从容轻缓也。此即冲和之气，亦微软弱之义
	弱多胃少曰脾病	病脾脉来，实而盈数，如鸡举足，曰脾病	实而盈数，弦急不和也；如鸡举足，轻疾不缓也。言弱多胃少，言实而盈数，皆失冲和之气
	但代无胃曰死	死脾脉来，锐坚如鸟之啄，如鸟之距，如屋之漏，如水之流，曰脾死	如鸟之啄，如鸟之距，言坚锐不柔也；如屋之漏，点滴无伦也；如水之流，去而不返也。是皆脾气绝而怪脉见，亦但代无胃之义
肺（秋）	秋胃微毛曰平	平肺脉来，厌厌聂聂，如落榆荚，曰肺平，秋以胃气为本	厌厌聂聂，众苗齐秀貌；如落榆荚，轻浮和缓貌，即微毛之义
	毛多胃少曰肺病	病肺脉来，不上不下，如循鸡羽，曰肺病	不上不下，往来涩滞也；如循鸡羽，轻浮而虚也。亦毛多胃少之义
	但毛无胃曰死	死肺脉来，如物之浮，如风吹毛，曰肺死	如物之浮，空虚无根也；如风吹毛，散乱无绪也。亦但毛无胃之义

续表

脏腑	脉名	脉象	注释
肾（冬）	冬胃微石曰平	平肾脉来，喘喘累累，如钩，按之而坚，曰肾平，冬以胃气为本	冬脉沉石，故按之而坚，若过于石，则沉伏不振矣，故必喘喘累累，如心之钩，阴中藏阳，而得微石之义
	石多胃少曰肾病	病肾脉来，如引葛，按之益坚，曰肾病	脉如引葛，坚持牵连也；按之益坚，石甚不和也。亦石多胃少之义也
	但石无胃曰死	死肾脉来，发如夺索，辟辟如弹石，曰肾死	弹索如相夺，其劲必甚，辟辟如石，其坚必甚，即但石无胃之义

除真脏脉外，七绝脉也是临床较为危重的脉象，在这里一并介绍，以供学习时参考。

雀啄脉：就像是麻雀啄食，脉搏连连应指，跳动三五下之后突然停止，过一小会又再出现。表示脉搏来势较急且节律较快，但脉律不齐，停止后再次跳动。提示有心房纤颤、多源性室性期前收缩等的发生。

屋漏脉：就像屋顶破损，有水漏下，长时间才有一下，下落无力，表示脉搏跳动间隔较长，间歇不均匀，脉来脉去都很慢，提示有房室完全传导阻滞。

弹石脉：就像脉下沉于肌腱之间，脉象急且硬，感觉和弹石头一样，表示脉象沉实坚硬，并且较快，提示脉管失去弹力，粗硬。

解索脉：指下感觉散乱，时密时疏，就像是解开绳索一样，表示脉象疏密不定，节律较乱，为不整脉。

鱼翔脉：脉没有异动，脉势不强，似有似无，就像鱼在水里游，表示脉在皮肤浅表处，跳动较为微弱。

虾游脉：脉浮于手指之下，开始时不动，突然一跳，难以寻找，表示脉搏搏动较弱，在指下隐隐约约能感受到，为不整脉。

釜沸脉：脉在指下浮动，有出无进，没有确定的节律，就像是锅里的水煮沸一样，表示脉搏极其浮数，提示心动过速、心率快、心房纤颤。

以上七种怪脉根据节律快慢可以分为两类：第一类脉率较快，节律不整齐，脉搏急促而又凌乱，有雀啄脉、弹石脉、解索脉、釜沸脉；第二类脉搏跳动较慢，节律同样不整齐，脉搏较弱，有屋漏脉、鱼翔脉、虾游脉。这些脉象都是失去胃、神、根的表现，五脏六腑内的真气全都衰败。在临床中，如果发现这些脉象表现，表明患者可能心脏有很严重的器质性病变，常见的有心律失常、心力衰竭等，或者可能有肝脏损伤、电解质紊乱、感染、失血性休克等情况，如果出现这些脉象，表明患者病情很危急，必须中西医配合，积极抢救。

2. 胃气的形成 胃气来源于水谷之气，人在出生之后依靠后天来滋养先天，脾胃是后天之本，人体内五脏六腑的正常功能活动都要依靠水谷之气的滋养。脉之所以能搏动也离不开胃的供养，所以正常人的脉象中有胃气表现为不快不慢、和缓从容。

3. 临床应用价值 诊察患者脉象中有无胃气，对判断患者体内正气和邪气的进退、预后有重要作用。有很多医家在自己的著作中指出诊察胃气的重要性，并且有很多病例都体现了诊察胃气对判断患者预后的帮助作用。

比如吕郁哉在《谈脉》中曾记载了这样一个病例，患者身患伤寒，战汗后忽然出现呼吸微弱，体温迅速下降到35℃以下，且身体变冷。患者家属十分紧张，认为患者生命垂危，急忙连夜请吕老治疗。吕老诊脉时感觉患者脉象沉细微弱，隐隐约约，但仔细探查后发现节律正常。此时，医者感受到胃气存在，认为患者情况并不危急。为了确认又听患者呼吸，患者呼吸虽然声响较微弱，但是呼吸深长均匀，医者判断心肺正常，患者无危险，告诫患者家属让患者安心睡觉即可，不能惊动，此后患者慢慢痊愈。从该病例中我们能够感受到胃气在诊脉中确实具有参考价值，因此一定要掌握诊察胃气的方法。

二、神气

经典回顾

《脉诀阐微》记载:"无论浮、沉、迟、数、滑、涩、大、小之各脉,按指之下若有条理,先后秩然不乱者,此有神之至也;若按指而充实有力者,有神之次也;其余按指而微微鼓动者,亦谓有神。"

李东垣曰:"脉之不病,其神不言,当自有也。脉既病,当求其中神之有与无焉。如六数七极,热也,脉中有力,即有神矣;三迟二败,寒也,脉中有力,即有神也。热而有神,当泄其热,则神在矣;寒而有神,当去其寒,则神在矣。寒热之脉,无力无神,将何恃而泄热去寒乎?苟不知此,而遽泄之去之,将何依以生,所以十亡八九。故经曰:脉者血气之先,血气者人之神,可以不谨养乎?可不察其有无乎?"

《脉诀阐微》记载:"倘按之而散乱者,或有或无者,或来有力而去无力者,或轻按有而重按绝无者,或时而续时而断者,或欲按而不能,或欲按而不得,或沉细之中忽有依稀之状,或洪大之内忽有缥缈之形,皆是无神之脉。"

《脉诀汇辨》指出:"盖人之身,惟是精与气与神三者。精气即血气,气血之先,非神而何?人非是神,无从主宰血气,保合太和,流行三焦,灌溉百骸,故脉非他,即神之别名也。"

《景岳全书》所载:"目光精采,言语清亮,神思不乱,肌肉不削,气息如常,大小便不脱,若此者,虽其脉有可疑,尚无足虑,以其形之神在也。若目暗睛迷,形羸色败,喘急异常,泄泻不止,或通身大肉已脱……或病胀满而补泻皆不可施,或病寒热而温凉皆不可用,或忽然暴病,即沉迷烦躁,昏不知人,或一时猝倒,即眼闭口开,手撒遗尿。若此者,虽其脉无凶候,必死无疑,以其形之神去也。"

现代解释

　　不管是浮、沉、迟、数、滑、涩、大、小各种脉象，下指按压之后如果感觉脉象清楚，节律不乱，就可以看作有神至；如果下指感觉脉充实有力，那就是稍逊于有神程度；下指后感觉脉象微微鼓动，也可以看作有神。

　　若是脉象无病，其神不必说自然是有的。如果是病脉，要诊察脉象中有无神。比如脉一息跳动六七下，表现为热，脉搏有力提示有神；脉一息跳动两三下，表现为寒，脉搏有力表现为有神。热病发现脉有神，应该泄热，神还存在；寒病发现脉有神，应该祛寒，神还存在。寒热的脉象，脉动无力就没有神，那应该怎么泄热祛寒？如果不明白神气的医者随意地进行泄热祛寒，患者该依靠什么生存下去？十有八九会死亡。所以诊脉以血气为先，血气就是人的神气，怎么能够不谨慎奉养，不诊察神气有无呢？

　　如果诊脉发现脉象散乱，似有似无，或脉来有力而去无力，或下指较轻按压时能感受到脉象而用力时感受不到，或时断时续，或想要诊脉而患者的身体条件不允许，或想要诊脉却找不到脉象，或脉象沉细中忽然有依稀的表现，或脉象洪大中又有模糊散乱的表现，这些都是失去了神。

　　人的身体，最重要的就是精、气、神这三者，精气就是血气，比气血还重要的，不是神又会是什么？人没有神，就不能控制体内血气，滋养脏腑，运行于三焦，灌溉身躯，所以脉不是别的，就是神的别称。

　　眼神中有神采，声音清楚洪亮，思维不乱，肌肉丰厚不瘦削，气息正常，大小便不脱，如果是这种状况的人，虽然脉象上有可疑的地方，但是不足为虑，因为它的形态中蕴含着神韵。如果目光昏暗迷离，形体瘦弱，面色灰败，气喘异常，泄泻不止，或身上肌肉明显萎缩……或患胀满而补泻方法都无效，或患寒热病而温凉方法都无效，或突然得了急病，立刻意

上篇　了解基础，脉诊不难

识不清，烦躁异常，昏迷不认人，或忽然摔倒，眼睛闭合，嘴巴张开，手撒遗尿。如果出现了这些情况，虽然脉象中没有较为凶险的表现，患者也是必死，这是因为形体中的神已经不存在了。

1. 神气的形象　神是人体生理活动的高度概括，只有神正常，人的身体才会充盛，代谢活动才能旺盛，从而人体才难以被疾病侵袭。如果神消失，人的身体会就变得衰弱，代谢机能也随着下降，人也就容易被邪气侵袭，进而患病。

正因为神对于人体如此重要，历代医家在诊脉时格外重视察神之有无。要辨别有无神气和神气的多少，就要从声、色、形、脉四个方面一起进行判断。经过长期的实践，将脉象有神定为脉的形体柔软和煦，脉来脉去都很从容不急，指下感受脉搏跳动有力，大小适中，节律正常。如果发现脉象散乱，大小不一，时快时慢，时断时续，或脉象弦实较硬，应指有力，

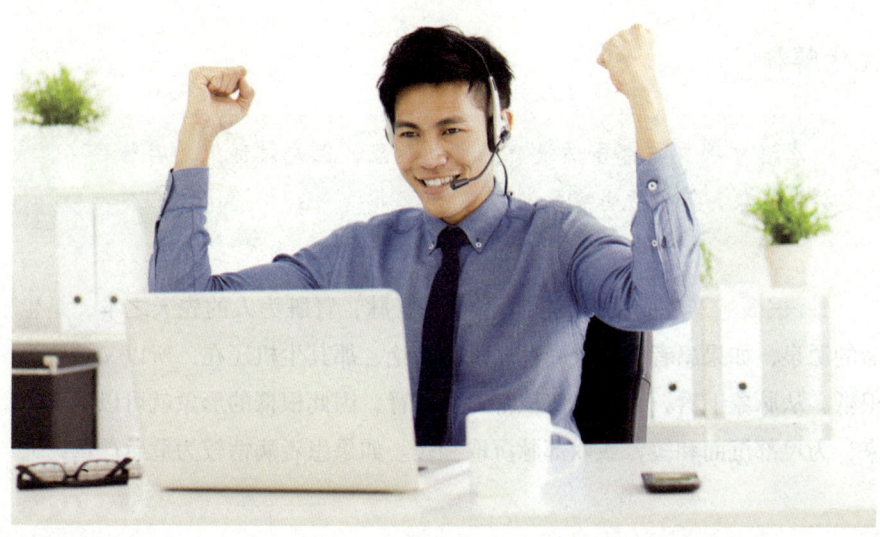

像是弹石一样，这些都是脉象无神的表现。

2. 神气的形成 神气主要是依靠心脏功能正常，气血旺盛，灌溉滋养五脏六腑而形成的，使得人体内所有组织和器官功能都正常协调。表现在脉象上就是脉搏跳动充满生机，和缓从容。神是有物质基础的，其物质基础就是气血。气血正常运行，血脉均匀，精气充盛，脉才会有神。

3. 临床应用价值 人体神气的有无和多少，直接关系着病情的进退、发展和预后恢复情况。在我们诊察神气时，不单单要依靠诊脉技术，还需要配合声、色、形等全身情况共同诊察病情。这样，才能充分了解患者神气的情况，并从神的充盈和衰弱中准确判断病情，为接下来的治疗提供帮助。

三、根柢

经典回顾

《脉经》中说："寸关虽无，尺犹不绝，如此之流，何忧殒灭？"

现代解释

患者寸部和关部虽然没有感受到脉象，但是尺部依然有脉存在，这样的脉象为何害怕病情恶化呢？

1. 根柢的形象 根柢其实说的就是肾脉，肾脏为人的先天之本，是生命的源泉，如果患者的肾气尚存，没有断绝，那其生机还在，所以又被称为根柢。从脉象上看，尺部和沉取都对应着肾，因此根柢的形象就可以确定下来，为尺部沉而和缓，或六部脉沉取和缓。如果患者病情较为危急严重，寸部和关部的脉象都不明显，只有尺部还可以感受到脉象，并且脉象较沉而和缓，或六部脉沉取和缓，这就说明患者有肾有根，病情可以挽救；相反，如果六部脉较为浮大且散乱，沉取时感应不到，那就是无根的脉象，病情难以挽救。无根大多是因为心力衰竭、肾脏衰败，没有能力推动脉搏引起的。

2．根柢的形成　　上面我们提到了根柢就是肾脉的理论，从该理论我们可以推断出根脉的形成要依赖于肾脏，来源于肾气。肾脏在人体中是十分重要的，它是我们的先天之本，其中蕴含着肾阴和肾阳，肾阴对维持机体生命活动起着重要作用，而肾阳也就是肾气，是推动人体生长发育和维持脏腑正常功能的重要动力。人体内各脏腑都需要依靠肾阳的推动而发挥功能，进而体现在脉象上。

3．临床应用价值　　根柢对临床诊断起着至关重要的作用，尺脉存在就像是大树还有根，不论掉了多少树叶，大树凭借着完好的树根还有机会恢复过来，人也是这样。但如果尺脉感受不到，就提示肾气已经消散了，就像大树虽然看起来树叶较为茂盛，但是根都不在了，死亡也只是个时间问题。在诊脉时有一点要引起我们注意，临床上有一些疾病因为寒气闭阻胞宫或实邪阻滞下焦，引起尺脉不显，这不是根脉枯竭的表现，要仔细区别。因此，发现患者尺部脉象感受不到时，要注意四诊合参，探究疾病本源，才能做到准确诊断。

综上所述，脉象的有胃、有神、有根是一个相互结合的整体。医者在诊脉时不管脉搏跳动如何变化，只要发现其节律均匀协调，脉搏跳动有力而又和缓从容，尺部沉取时感觉应指明显，这就是有胃、有神和有根。医者就可以对患者病情有大致的判断，患者心、脾（胃）、肾都还可以运行，无论疾病表象有多么严重，患者生机还在，只要治疗和休养得当，一般都可以恢复正常。

脉象与病候的关系

经典回顾

徐春甫说:"脉为医之关键,医不察脉,则无以别证,证不别,则无以措治……医惟明脉,则诚良医,诊候不明,则为庸妄。"

《医门法律》载:"古人以切居望闻问之后,则于望闻问之间,已得其病情矣,不过再诊其脉,看病应与不应也。若脉与病应,则吉而易医,脉与病反,则凶而难治……夫《脉经》一书,拳拳示人以诊法,而开卷入首便言观形察色,彼此参伍以决死生,可见望闻问切,医之不可缺一也……故专以切脉言病,必不能不至于误也。"

《素问·阴阳应象大论》说:"善诊者,察色按脉,先别阴阳;审清浊,而知部分;视喘息,听声音,而知所苦,观权衡规矩,而知病所主。按尺寸,观浮沉滑涩,而知病所生。以治无过,以诊则不失矣。"

《医碥》中指出:"凡脉证有不相合者,则必有一真一假,须细辨之。如外虽烦热,而脉见微弱者,必虚火也;腹虽胀满,而脉见微弱者,必胃虚也。虚火、虚胀,其堪攻乎?此宜从脉之真虚,不从证之假实也。其有本无烦热,而脉见洪数者,非火邪也;本无胀滞,而脉见弦强者,非内实也。无热无胀,其堪泻乎?此宜从证之真虚,不从脉之假实也。如寒邪内伤,或食停气滞,而心腹忽痛,以致脉道沉伏,或促或结,此以邪闭经络而然。既有痛胀等实证可据,则脉之虚乃假虚,当从证不从脉。又若伤寒四肢厥逆、寒战,而脉见数滑,此由内热格阴。何以知之?以病由传经渐致,并非直中阴经,从无热证转寒之理,既有数滑之脉可据,则外证之虚为假虚,亦从脉不从证也。"

上篇　了解基础，脉诊不难

现代解释

诊脉是医者的关键技术，医者不懂得诊察脉象就不能分辨病证，不能分辨病证就不能找到治疗措施，医者只有明辨脉象，才是良医，如果做不到就是庸医。

古人将诊脉放在望闻问之后，在进行望闻问的时候就已经了解了大概的病情，此时诊脉就是为了印证病情，如果脉象和病情相符，就容易治疗，如果不符，治疗难度就会增加。《脉经》中倡导医者学习脉诊，但在开篇的时候就开始强调观察形色的重要性，将四诊结合运用，相互验证，来判断患者病情。由此可见，望闻问切四诊，医者在诊断时缺一不可……所以如果只通过诊脉来判断病情，就有可能出现失误。

擅长诊察病情的医者在观察形色探查脉象的时候，先分辨阴阳，判断清浊以知部分，听患者喘息的声音来了解疾病，揣度疾病的所在，按察脉象来判断疾病，使得诊断准确而不失误。

只要是脉象和病证不符，一定有一个是真一个是假，必须仔细分辨。比如患者呈烦热之象，但脉象微弱，那一定是虚火；腹部虽然胀满，但脉象微弱，则是胃虚所致。虚火、虚胀，为什么用攻法？这时要依据脉象，而不是依据病证。患者无烦热的表现，但脉象洪数，是火邪引起；本来没有胀满停滞，脉象弦强，是内实。无热无胀，为什么用泻法？这时要依靠病证的虚实，而不是脉象的真假。如果寒邪内伤，或食停气滞，突然出现心腹疼痛，导致脉象沉伏，或促或结，这是因为实邪内闭经络引起的。有痛胀等实证表现可以依据，可以发现脉象的虚为假象，应该跟从病证治疗而不是脉象。如果伤寒导致四肢厥冷、寒战，但脉象数滑，这是因为有内热格阴引起的。这是怎么知道的呢？是因为疾病由经络传导引起的，并不是邪气直接入里，从没有热证发展为寒证的道理，有数滑的脉象为依据，就应该从脉象而不是病证来判断。

证候和脉象是疾病之于人体的外在反映。一般而言，"有此病，即有此脉"，脉证相应，然而由于某些特殊因素的影响，可能出现脉证相反的情况。归纳起来有以下几种情况：

1. **证初邪轻，病未及脉** 人有男女老幼之别，体有肥瘦强弱之异。一般而言，肥人脉沉，瘦人脉浮，强壮者脉大，虚弱者脉小，老人脉多缓弱，小儿脉多偏数。当疾病初起，或邪气轻微，病变未及血脉，脉动不失常度，形虽病而脉不病，可形成脉与证反。

2. **邪重病甚，假象乃现** "大实有羸状，至虚有盛候"，当疾病发展到某个阶段时，可能出现与本质相反的假象，即所谓"物极必反"：或证真而脉伪，或脉真而证伪。

3. **邪阻脉道，脉不应病** 脉不自动，在于气血运行。崔紫虚《四言举要》云："脉不自行，随气而至；气动脉应，阴阳之义；气如橐龠，血如波澜；血脉气息，上下循环。"若经脉为邪气（如痰、瘀、火、热、滞等）所阻，气血运行不畅，可导致脉不应证，出现热病而脉迟，邪在表而脉沉，实证而脉虚等情况。

4. **正不胜邪，相反为逆** 疾病是邪正相互斗争的结果，而脉象常可反映出邪正消长的内在变化。《灵枢·逆顺》云："脉之盛衰者，所以候气血之虚实有余不足。"一般而言，邪正相争，脉证相应，但亦有正气不足，不能抗邪，脉与证相反者。

5. **病变机转，脉先于证** 疾病千变万化，其变化时，脉象可先于证候出现改变，从而有暂时性的脉证相反。如外感六淫，表证仍在，但脉已由浮转沉，即为邪已入里，此脉变先于证实而成相反。

6. **病证兼夹，脉与证反** 疾病发生的过程常常是错综复杂的，往往一证未平，他证又起；或两感于邪，相兼为病；或痼疾未愈，又加新感。此时病情复杂，脉象多有与其中一证恰为相反者。

脉和证在中医理论中都是十分重要的，它们都是人体有疾病所表现出来的客观现象，可以将患者内在的疾病变化表达出来。脉和证在通常情况下是可以相互对应的，即有证便有脉。但是疾病的发生发展是千变万化的，在临床诊疗工作中会发现有脉和证不能相对应，甚至相反的情况发生。所以在诊断时，医者要做到望闻问切相结合，四诊合参，综合全面地探查病

上篇　了解基础，脉诊不难

情，防止误诊的发生。此外，医者还要具备分析和归纳的能力，从而在短时间内将四诊收集来的信息进行综合判断，得出正确的诊断结论。

过分神话脉诊的作用和认为脉诊不重要的看法都是片面的、错误的。医者必须要将望闻问切相结合，先使用望闻问初步找出疾病的线索，随后再进行脉诊，分析后获得判断。因为有时患者病变比较复杂，脉象较为有限，且有的患者患病但脉不表现病脉，有的患者表现出病脉但没有患病，所以在临床上我们要综合考虑。在脉和证相反的情况下，要找到其中的真伪，探寻疾病本相。

一、脉证从舍

经典回顾

《医宗必读》指出："脉浮为表，治宜汗之，是其常也，而亦有宜下者焉。仲景云，若脉浮大，心下硬，有热，属脏者，攻之，不令发汗是也。脉沉为里，治宜下之，是其常也，而亦有宜汗者焉。少阴病，始得之，反发热而脉沉者，麻黄附子细辛汤微汗之是也。脉促为阳，当用葛根芩连清之矣。若脉促厥冷为虚脱，非灸非温不可，此又非促为阳盛之脉也。脉迟为寒。当用干姜、附子温之矣。若阳明脉迟，不恶寒，身体濈濈汗出，则用大承气，此又非迟为阴寒之脉矣。""表证汗之，此其常也。仲景曰，病发热头痛，脉反沉，身体疼痛，当救其里，用四逆汤。此从脉之沉也。里证下之，此其常也。日晡发热者，属阳明，脉浮虚者，发汗，用桂枝汤。此从脉之浮也。结胸证，当以大小陷胸下之矣。脉浮大者，不可下，下之则死。是宜从脉而治其表也。身疼痛者，当以桂枝、麻黄解之矣。然尺中迟者，不可汗，以营血不足故也。是宜从脉而调其营。"

现代解释

> 脉象浮表现为表证，适合用汗法，这是正常的治法，但也有使用下法的。张仲景曾经说过，如果脉象浮大，心下较硬有热，属于脏病，使用攻法，不要让患者发汗。脉象沉为里证，适合攻下，这是正常的治法，但也有适合发汗的。刚得少阴病的时候，身体发热，脉象沉，使用麻黄附子细辛汤让患者微微发汗。脉促为阳证，常使用葛根芩连清解。如果脉促厥冷为虚脱表现，不使用灸法进行温热是不行的，这并不是阳气盛。脉象迟为寒证，常用干姜、附子来辛温祛寒。如果阳明脉变迟，没有恶寒表现，患者身上有汗出，应该使用大承气汤，这里的迟脉不是阴寒的表现。
>
> 表证发汗，这是常规的治疗方法，张仲景曾经说过，发热头痛，脉象沉，身体疼痛，应该先救其里，使用四逆汤，这是依据脉沉决定的。里证使用下法，这是常规的治疗方法。日晡发热属于阳明发病，脉象浮虚适合发汗，使用桂枝汤，这是根据脉浮决定的。出现结胸证常使用大小陷胸汤来攻下，如果患者脉象浮大就不能使用下法，用了患者可能会死，这适合依从脉象治疗其表证。身体疼痛，常用桂枝、麻黄来治疗，如果尺脉迟就不能发汗，这是因为患者营血不足，适合依从脉象调理营血。

前文提到过有脉证不相符的情况，医者要注意观察，探寻患者疾病的发病机制，辨别脉和证的真伪。结果无非两种，脉假证真舍脉从证，脉真证假就要舍证从脉。

1. 舍脉从证 经过分析，发现证为真，脉象为假，就要依从证来进行治疗。在本节经典回顾中的《医宗必读》就以数个例子做了详细说明，作者也遇到过这种情况。作者曾会诊过一位30多岁的男性患者，在夏季上吐下泻，身体发热，口渴，不想穿衣服，需要凉风吹拂才能减少心中的烦躁。诊脉时发现脉象洪大，会诊的各位医者都感觉是热证，但又有所怀疑。经

上篇　了解基础，脉诊不难

过仔细观察，发现患者喜欢喝热水，家人给他很烫的水，患者喝了感觉水不热。根据患者喜欢热饮的表现，决定舍脉从证，根据证来治疗，判断患者是内寒较盛，将热格于外出现的真寒假热，给予两剂四逆汤，患者就痊愈了。

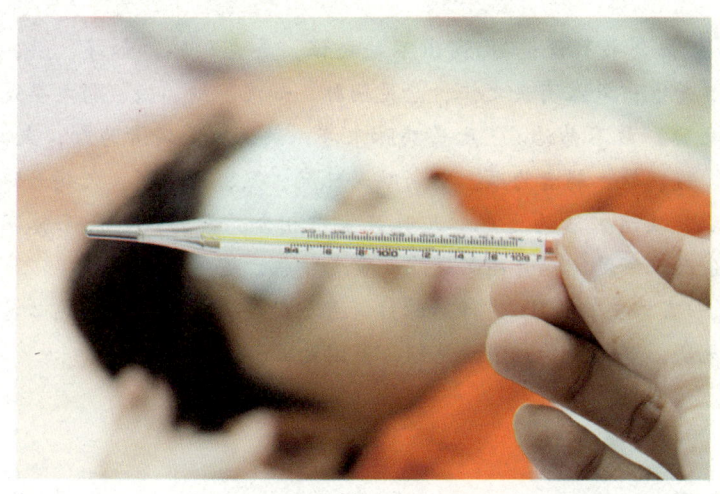

2. 舍证从脉　如果患者脉象为真，证为假就要根据脉象来判断，此时就要舍证从脉。经典回顾中就谈了几个舍证从脉的例子，初学者可以仔细体会。曾岳庵也曾有一则舍证从脉的医案，一位头痛剧烈的患者，开始患者脉浮数，服用清风散、白虎汤，没有效果，后改用清震汤，效果也不好。仔细察脉发现脉象微细，就不能依从患者的症候，而要依照患者是虚脉，使用桂附八味来治疗，其中附子加量。该病是因为真火上潜头顶引起的，服用后头痛消退。这就是很明显的舍证从脉的例证，要细心思考其中的规律，做到举一反三。

　　总之，因为患者病情多有变化，医者在诊脉操作时一定要灵活，既要了解正常情况，又要熟悉变化。经过思考，耐心分辨真伪，从杂乱的脉和证中找到解开患者病情的钥匙。

二、脉证宜忌

经典回顾

《景岳全书》说:"凡内出不足之证,忌见阳脉,如浮、洪、紧、数之类是也;外入有余之证,忌见阴脉,如沉、细、微、弱之类是也。如此之脉,最不易治。""凡暴病脉来浮、洪、数、实者为顺,久病脉来微、缓、软、弱者为顺。若新病而脉沉、微、细、弱,久病而脉浮、洪、数、实者,皆为逆也。凡脉证贵乎相合,设若证有余而脉不足,脉有余而证不足,轻者亦必延绵,重者即危亡之兆。"

《四言举要》论述:"汗后脉静,身凉则安;汗后脉躁,热必甚难;阳病见阴,病必危殆;阴病见阳,虽困无害……"

现代解释

凡是内出不足的疾病,最怕见到如浮、洪、紧、数等阳脉;外入有余的疾病,最怕见到沉、细、微、弱等阴脉。出现了这些脉象,很难治疗。如果突然发病脉象浮、洪、数、实为顺,长时间患病脉象微缓软弱者为顺。如果刚发病脉象沉微细弱,或长时间得病脉象浮、洪、数、实,这都属于逆。脉和证相符合是很重要的,假如证有余而脉不足,或脉有余而证不足,病情较轻的疾病会一直拖延难愈,严重时可能死亡。

出汗后脉象宁静、身凉较为安全;出汗后脉象躁动不安,热必定难以消退;阳病见阴脉,病情危急;阴病见阳脉,虽然被疾病所困但是病情危害不大……

在通常情况下，脉和证都是相对应的，比如里证见脉象较沉，表证见脉象较浮，这都是脉证相符，也叫脉证相宜。有相符也有脉证不相符的情况，比如里证见脉象较浮，表证见脉象较沉。脉与证相符为顺脉，不符为逆脉。

脉证宜忌在临床治疗中为医者推测患者预后提供了较大的帮助。人是一个整体，医者可以凭借邪气和正气的消长，阴阳气血的盛衰来预测疾病预后情况。该方法经过临床长时间的检验，被证明具有很强的实用性，临床价值巨大。比如患者患有寒热之证，脉象应该洪数，却反而表现为细弱，这是真元将要脱逸的体现。为了方便读者参考，将《医宗金鉴·四诊心法要诀》中记载的脉证宜忌归纳如下表：

脉证顺逆表

病证	顺（脉）	逆（脉）	备注
中风	浮迟	坚大、急疾	
伤寒热病	浮紧、洪数	沉微、涩小	脉静为顺，脉躁为逆
咳嗽	浮濡	沉伏	
哮喘	浮滑	沉涩	
劳瘵	缓滑	细数	
失血	芤、缓小	数大	
癫狂	浮洪	沉急	
风痫	浮缓	沉小、弦、无胃	
呕吐	浮滑	沉数、细涩	
霍乱	代	伏	
泄泻	沉小、滑弱	实大、浮数	
火热	洪数	微弱	

续表

病证	顺（脉）	逆（脉）	备注
淋证	实大	涩小	
疝气	弦急、牢急	弱急	
黄疸	洪数、浮大	微涩	
肿胀	浮大、洪实	细沉微	
积聚	实	沉细	
心腹痛	紧细	浮大	
痈疽	洪大（未溃）	洪大（已溃）	痈疽未溃，洪大脉宜；及其已溃，洪大最忌
肠痈	滑数	沉细	

中篇 掌握技巧，关注细节

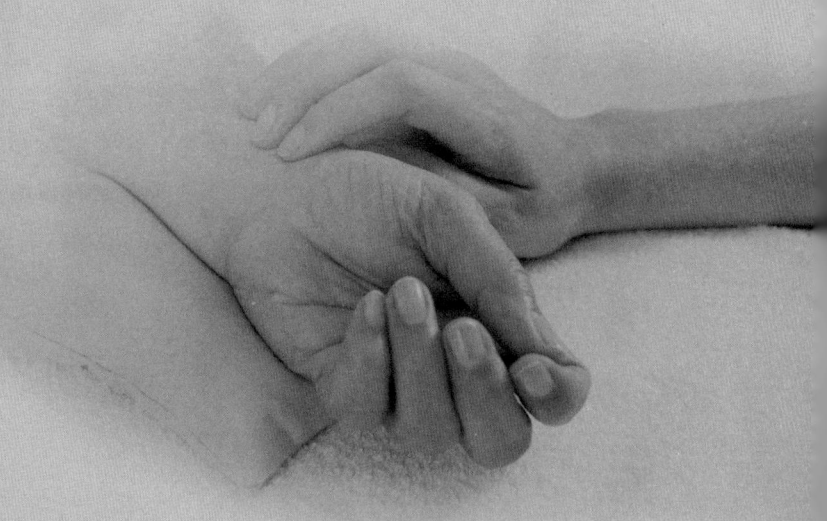

第一章 平脉

平脉：健康

经典回顾

> 生之本，本于阴阳。
>
> ——《素问·生气通天论》
>
> 人之先天禀于阴阳，而阴阳复生于胃气，唯谷神兴，而营气足，故脉行焉，中涵先天四时五脏之正，而养于胃气，以微见其间，是以脉常有神。
>
> ——《内经博议》

现代解释

人体先天禀赋来源于阴阳二气的平衡，而阴阳的调和又依赖于后天胃气的滋养。只有当脾胃运化功能强健（谷神），才能生成充足的营气，使血脉得以正常运行。脉象中既蕴含先天禀赋与四季五脏的协调状态，又需依靠胃气的持续滋养。因此，健康的脉象始终表现出柔和有力的生命力特征。

中篇　掌握技巧，关注细节

平脉特点

平脉特点

脉位特点	寸、关、尺三部脉皆以中位为主
脉形特点	不大不小，与人的体型相应
脉症特点	与生理及外界环境变化有关
脉管特点	脉管充盈，张力平和

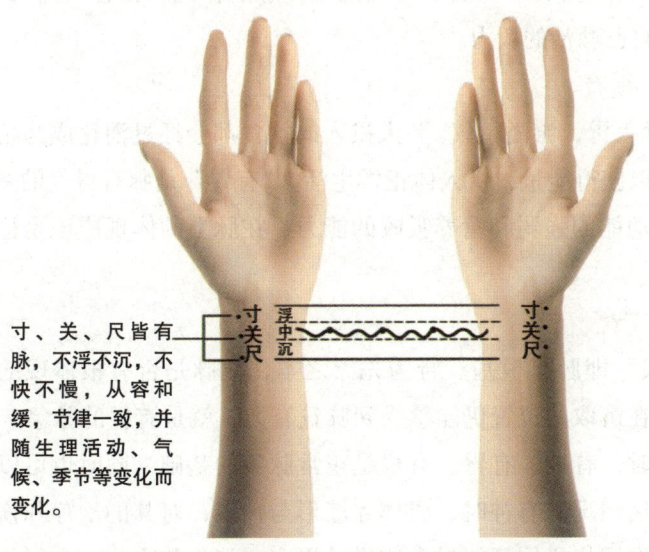

寸、关、尺皆有脉，不浮不沉，不快不慢，从容和缓，节律一致，并随生理活动、气候、季节等变化而变化。

　　正常脉象也被称为常脉、平脉，指健康人在正常生理状态下的脉象，因受自身状态和外界环境变化的影响，故在一定基础上也有变化的范围，并不是一成不变的。此脉象反映的是人体阴阳自和、气血充盛、精神平和的状态，是健康的象征。

　　古人将正常脉象特点概括为"有神""有胃""有根"。

特点概述

（一）有神

"心者，生之本，神之变也。"心脏是人生命最根本的器官，心脏泵血，通过血液循环将营养物质输送到全身。窦房结是心脏的起步点，控制心脏搏动的节律、速率等。"有神"主要指的就是节律正常，在指下的感觉是每一次脉搏波动的幅度及间隔时间一致。"神"是可以指导精神的，也就是人们常说的"精神头儿"，所以哪怕是机体患病，但只要有"神"，就说明机体还有对自己救治的毅力。

（二）有胃

"饮食入胃，游溢精气。"人摄入的饮食都会经过消化成为精微物质让人体吸收以获得能量，供人体正常生活。"有胃"是脉有胃气的意思，反映脾胃运化功能的强弱和营养吸收的能力，在脉上的体现应该是徐和软滑的感觉。

（三）有根

"有根"即脉有根基。肾为先天之本，故脉是否有根体现的是肾气盛衰。尺脉在沉取的位置仍能感受到脉且有力，就是有根的脉象。

诊脉时，有神、有胃、有根是正常脉象的基础，同时也可以用来判断患者的预后情况。有神时，机体才能形与神俱，对其的治疗和恢复才能更加有效；有胃指机体还能对食物进行摄取、消化和吸收；有根指机体肾精尚充沛，有可以持续引精化气的能力，可持续提供所需能量。

中篇　掌握技巧，关注细节

第二章 浮脉及相关脉

浮脉：主表证

经典回顾

> 举之有余，按之不足。
>
> ——《脉经》

现代解释

> 轻轻按压时，能明显感觉到脉搏的跳动且力度充足，但用力深按时，反而感觉脉搏的力度减弱或不足。

浮脉特点

浮脉特点	
脉位特点	寸、关、尺三部在浮取皆可找到
脉形特点	如水漂木，感觉像是木头漂浮在水面
脉症特点	外感表证、阴伤引起虚阳外越
脉管特点	表层脉管充盈，中沉取力减

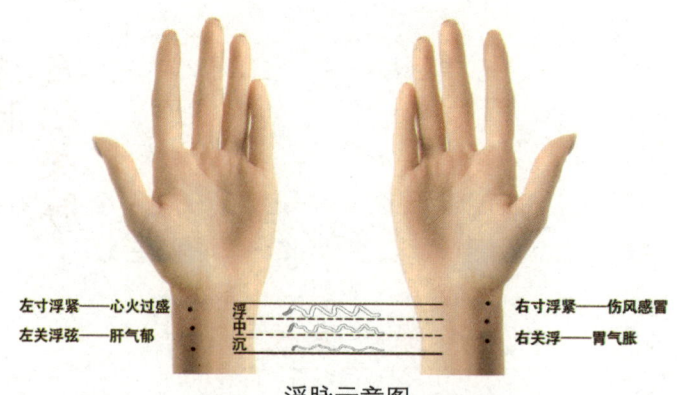

浮脉示意图

浮脉就是脉搏浮于体表的意思,即用手轻触即可感觉到脉搏存在,仿佛脉搏在皮肉之间跳动。中医有一个很形象的词语用来形容浮脉,就是"如水漂木",就是说,这个脉的感觉好像是木头漂浮在水面上,轻触可得,一使劲的话就像按漂在水上的木头一样;但若是用力大的话,则会发现力度减轻得更多。诊浮脉时,应根据患者的体型进行调整,因为体型的胖会导致脉管表面脂肪多少的不同,所以应因人制宜。

浮脉多主表证,表证概括了机体由于不能适应外界环境的变化,引起了卫气向外倾移,出现的头、脖子、后背发紧,怕冷等症状的一切外感病证,最常见的就是感冒。由于卫气到体表抗邪,所以脉气也会被鼓动而向外倾移,所以脉位浅显。浮脉也可以是机体由于津液耗损、出血过多等引起的阴伤,而出现了虚阳外越的状态,此时的脉形是大的,而且无力。这种脉多由内伤久病引起,属于危证。

日常应用

(一)左寸浮紧——心火过盛

1. **典型表现**

A. 因夏季炎热或因事生气上火,晚上难以入睡。

B. 口舌易生疮、糜烂、舌尖红。

C. 形体较瘦且脾气急躁,睡眠较少但精力旺盛。

2. 可能存在的健康问题

口腔溃疡、失眠、躁狂等。

3. 治疗原则

判断为心火过盛的实证时，可以清心泻火、凉血安神为主要治疗方案。同时在日常生活中，要做到平心静气。

（二）右寸浮紧——伤风感冒

1. 典型表现

A. 十分怕冷；可能发热，但不是很严重。

B. 头痛，全身肌肉痛；鼻塞，流清鼻涕。

C. 咳嗽吐痰，痰色发白；不口渴，或者口渴喜欢喝热水；舌苔薄白。

2. 可能存在的健康问题

感冒、咳嗽，治疗不及时可能引起肺炎、哮喘等。

3. 治疗原则

解表散寒，喝热水或红糖姜茶出汗；注意保暖、饮食清淡，多在室内运动和休息。

（三）左关浮弦——肝气郁

1. 典型表现

A. 平时话少，和人交流较少。

B. 易感觉工作压力大、身心疲倦。

C. 肋胁部可能会有疼痛的症状，且疼痛部位不定、间歇性好转，时常感到胸闷。

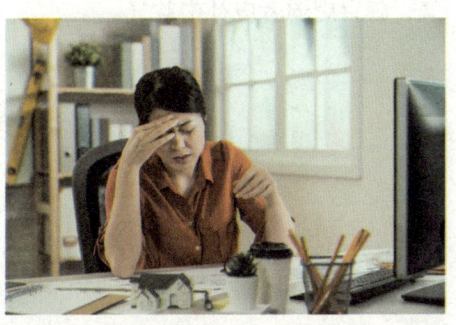

D. 嗳气后疼痛会稍减。

2. 可能存在的健康问题

甲状腺功能减退、抑郁症等。

3. 治疗原则

治疗以疏肝解郁为主，平时也可以多与人交流、倾诉，或出门亲近一下自然、做自己喜欢的事情，以舒缓心情，最忌借酒消愁。宣泄疗法也是较为有效的方式，包括大喊大叫、较为剧烈的体育运动等。

（四）右关浮——胃气胀

1. 典型表现

A．嗳气：即将胃里的废气经口排出，即打嗝。

B．痞满：心下的位置即是胃口，心下的整个中焦区域感觉胀满，以心下较为明显，按之感觉胀满但不痛。

C．泛酸：口里经常觉得泛酸水，重者可能呕吐清水样物。

2. 可能存在的健康问题

慢性胃炎、肠息肉，配合其他脉象比如左寸弱则有可能是心脏的问题影响到了心下，治疗应注意扶助心阳。

3. 治疗原则

嗳气可能的原因有肝胃不和，治疗宜疏肝理气；脾胃虚寒，治疗宜温胃散寒；胃中痰火则应清热化痰。

痞满的原因有痰湿内阻，治疗宜祛湿化痰；肝郁气滞，治疗宜疏肝理气；脾胃虚弱者应补中益气。

散脉：多为气散

经典回顾

> 散脉，大而散。有表无里。
>
> ——《濒湖脉学》

现代解释

> 脉形宽大而涣散，轻按感觉脉气浮于体表，但重按则空虚无根。

散脉特点

散脉特点	
脉位特点	浮取明显，杂乱无章；沉取近无
脉形特点	宽而弥散
脉症特点	久病元气虚
脉管特点	轻取感觉分散凌乱，且紧张度不足

散脉在脉管上的主要表现是浮散无根，即轻取时感觉分散不整齐，而沉取时脉搏很弱，甚至感觉不到。

多见于久病气血虚衰、惊吓过后和某些心脏病患者。首先要辨证明确，而这三者的共同点在于心气虚、脉象散乱，所以都要安心静养。对于散脉患者，情绪的调养是很重要的，尤其要避免惊吓。

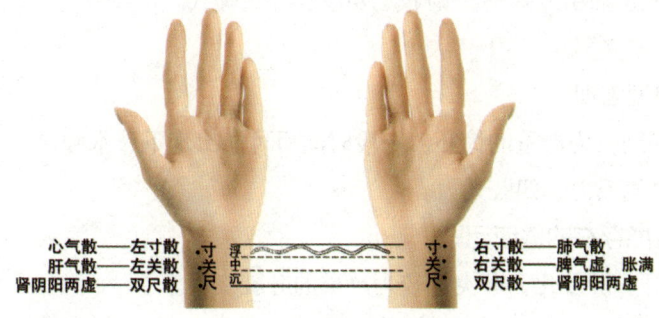

散脉示意图

日常应用

（一）左寸散——心气散

1. 典型表现

A. 时常感到心悸、心慌，且可能导致心律失常伴气短喘促。

B．入睡困难，且眠浅、多梦、易惊醒。

C．易低热，额头易出汗。

2．可能存在的健康问题

心律不齐、冠心病等。

3．治疗原则

治疗宜宁心安神、补心气。

（二）右寸散——肺气散

1．典型表现

A．咳嗽迁延不愈，并时常感觉忧伤，导致肺气散而不聚。

B．夜里睡觉或休息时会忽然出一身冷汗。

C．抵抗力差、耐寒能力不高，易伤风感冒。

2．可能存在的健康问题

肺痨、慢性支气管炎、慢性肺炎等。

3．治疗原则

肺气是机体抵御外邪入侵的最表层的屏障。若肺气散乱，会使人体抵抗力降低，进而引发疾病，调养上要注意补敛肺气。

（三）左关散——肝气散

1．典型表现

A．受到较为严重的惊吓，一段时间后可能出现下肢水肿。

B．少气乏力、四肢无力。

2．可能存在的健康问题

脂肪肝、肝硬化、肝炎等较为严重的肝脏疾病。

3．治疗原则

导致肝气散乱的原因通常有两个：肝气虚和受到惊吓，二者相互影响，互成因果。治疗应以补肝气、镇静安神为主，同时注意对水肿的治疗：可以利水化湿，也可以通过按揉四肢，加速气血运行来加快消肿的速度。

（四）右关散——脾气虚，胀满

1. 典型表现

A. 小腹胀满难受，按压不疼。

B. 面色发黄、无光泽，甚至出现呕吐的情况，注意是否有寄生虫的情况。

C. 形体消瘦但小腹凸起。

D. 可能出现手足水肿。

2. 可能存在的健康问题

脾大、胃胀气等。

3. 治疗原则

以消食导滞去水肿为基本治疗准则。

实证通常按压腹痛，以消食导滞为主；虚证则按压不痛，要注意滋补养虚。同时病人应注意饮食清淡，控制食盐摄入量。

（五）双尺散——肾阴阳两虚

1. 典型表现

A. 久病卧床，导致元气离散。

B. 孕妇分娩时，或产后体力大量散失、耗气严重。

C. 某些急症或重伤，出现暂时的散脉；药、食物中毒等。

2. 可能存在的健康问题

对于久病卧床的人来说，若出现双尺脉散，则要注意观察，避免出现元阳离散的情况，一旦出现，情况就比较危笃。

若是在女性孕期出现散脉，则可能是流产、早产的先兆，要马上治疗。

3. 治疗原则

肾乃先天之本，顾护元阴元阳，应阴阳并补，益精填髓。

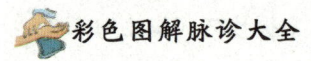

芤脉：主阴液大量散失

经典回顾

芤脉，浮大而软，按之中央空，两边实。

——《脉经》

现代解释

轻按时感觉脉搏宽大而柔软，稍用力按压时中间部位有空虚感，但两侧边缘仍能触及明显的搏动。

芤脉特点

芤脉特点	
脉位特点	浮取、中取时脉管两边明显
脉形特点	中央空、软而两边实
脉症特点	外伤失血、崩漏失血、长期慢性出血
脉管特点	浮、大、软，中央空、两边实

芤脉属于复合脉，因其不常见，所以是众多脉中较难掌握的一种，它要求诊脉人高度敏感，通常要跟师才能更好地体会。芤脉最主要的特点是中央空软、两边实。

脉形会出现中央空、两边实，也就是脉里面的内容物变少了，通常是由于大出血、长时间失精漏精、吐泻不止。一般出现这种紧急情况，要到医院输血输液,这样芤脉的表现也会很快消失。因此,也称芤脉是一种过渡脉。

日常应用

1. **典型表现**

A. 外伤失血过多。

B. 女性月经时,月经量大、持续时间长。

C. 内里脏腑病变导致出血。

2. **可能存在的健康问题**

消化道出血、混合痔出血、贫血、造血功能障碍等。

3. **治疗原则**

对于外伤失血过多,可直接去医院输血,并在后续调养过程中注意饮食,适当滋补;女性月经量大的情况,可以考虑健脾、经期结束后投以滋补之药;脏腑病变出血应先解决脏腑问题,再进行适度滋补养血。

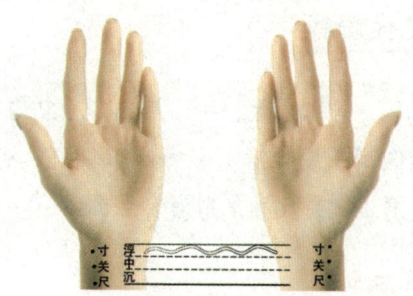

芤脉示意图

革脉:多虚证、寒证

经典回顾

> 三部脉革,长病得之,死;卒病得之,生。
>
> ——《脉经》

现代解释

若患者寸、关、尺三部脉象均呈现革脉（浮大弦急、中空如鼓皮），久病（慢性病）者得此脉象预示病情危重，可能死亡；而急病（新发病）者得此脉象则尚有生机。

革脉特点

革脉特点	
脉位特点	浮取时明显，中沉位空虚
脉形特点	浮取如鼓皮，按之空虚，内虚外实
脉症特点	久病导致精血亏损
脉管特点	浮、大、长、弦

革，在《说文解字》里的解释是去了毛的兽皮，即皮革，触之觉硬。所以感受革脉的时候，在浮取的位置，会感觉像皮革一样，再用力时就会觉得空虚，内虚而外实。外实就是因为精血亏耗以后，脉管之类的筋不得濡养，出现如皮革一样硬的感觉。因为精血严重不足，所以内虚，即脉管内的内容物不足。

日常应用

1. 典型表现

A. 容易抽筋、毛发干枯。

B. 神疲乏力、少气懒言等。

2. 可能存在的健康问题

女子小产、男子失精。

3. 治疗原则

治疗以补血填精为本。

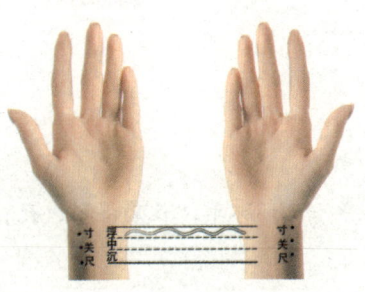

革脉示意图

中篇　掌握技巧，关注细节

第三章　沉脉及相关脉

沉脉：多主里证

经典回顾

> 沉脉，重手按至筋骨乃得。
> ——《濒湖脉学》

现代解释

沉脉的脉象特征需要用较大的力度按压到筋和骨之间的位置才能触摸到脉搏的跳动。这表示脉位较深，轻按难以察觉，需用力深按至筋骨层方能触及。

沉脉特点

沉脉特点	
脉位特点	寸、关、尺三部在浮中取少力，沉取有力
脉形特点	浮取无，沉取有力
脉症特点	里证
脉管特点	搏动主要在脉管底部

95

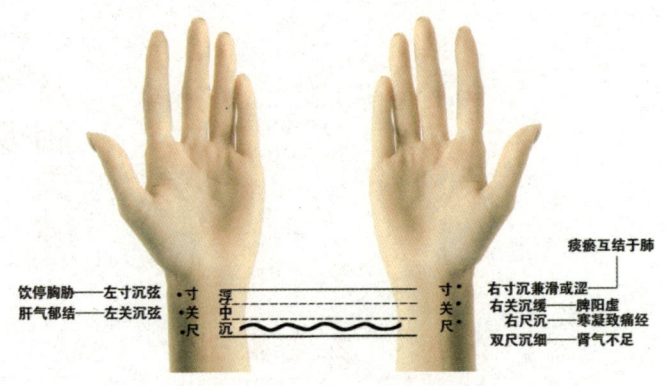

沉脉示意图

沉脉，从字面理解就是脉搏下沉，即在最深层。在诊断沉脉的时候，用举法在浮位轻取是无法察觉的，只有重按沉取的时候才能清楚地感觉到脉搏。

首先，沉脉也不一定单指病脉，有些正常人的脉象也会出现沉脉。具体情况分以下两种：

（1）尺脉代表的为肾和命门，肾以封藏为本，所以寸、关、尺中尺脉本就偏沉。

（2）如果寸、关、尺三部皆沉，但并没有明显疾病表现，那这里的沉脉也属于健康脉象，只是体质比较特殊。

沉脉多与身体内部的疾病相关，主里证。如果脉沉有力，则多为里实，邪盛内郁，正邪相争于里，阳气被遏，无法鼓动脉气于外，因此脉沉而有力，气滞、血瘀、食积、痰饮等病证常见此脉象；如果脉沉而无力，多为里虚，气血不足或阳虚气少的人，阳气无力升举、鼓动脉气而脉沉、无力，可见于各脏腑的虚证。

日常应用

（一）右寸沉兼滑或涩——痰瘀互结于肺

1. 典型表现

A. 身体肥胖或有暴饮暴食的经历和倾向，稍微一动就会喘。

B．胸闷，想咳痰但咳不出，有胃脘不适、疼痛，甚至呕吐。

C．心烦，晚上入睡困难或睡眠质量差。

2．可能存在的健康问题

肺炎、肺结节、肺瘀血、阑尾炎等。

3．治疗原则

由于饮食过度出现的沉脉，应控制摄入量，饮食清淡，治疗以理气化痰为主；由于脾湿肥胖出现的沉脉，治疗宜健脾和胃、开郁化痰。

（二）左寸沉弦——饮停胸胁

1．典型表现

A．自觉喝的水停在了胸胁部位，且继续喝水无法下咽。

B．胸胁疼痛，睡时转身及咳嗽时疼痛加剧。

2．可能存在的健康问题

心包积液、胸腔积液等。

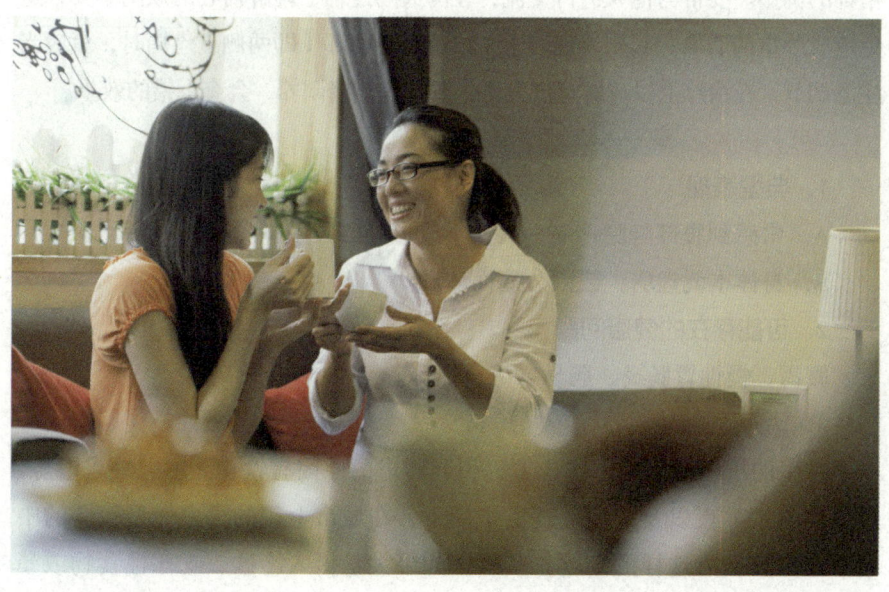

3. 治疗原则

饮停胸胁的根本原因是阳虚不能运化水液。较为强壮的人若是经常在夏天饮冰水，逐渐地就有可能出现饮停胸胁的情况。由此可见，我们日常的饮食习惯影响有多大。所以，要随时注意，以保证人体气水运行通畅，维持正常的气水关系。

（三）左关沉弦——肝气郁结

1. 典型表现

A. 性格较内向，遇事容易生闷气。

B. 两胁胀痛，且疼痛位置不定。

2. 可能存在的健康问题

肝炎、脂肪肝等肝脏疾病，胆结石、乳腺增生、子宫肌瘤等。

3. 治疗原则

肝气郁结不舒与情绪关系密切，因此除了饮食、中药调养之外，还要注意精神的调摄。要常与他人进行交流，在沟通的过程中排解内心的烦闷不安，避免造成严重的后果。起初出现口干、口苦和胁肋部（即两侧）疼痛时，就应当注意调节，在治疗上以疏肝解郁为主，并配以情绪调养，会有不错的效果。

（四）右关沉缓——脾阳虚

1. 典型表现

A. 常感到腹部隐隐疼痛、大便不成形、四肢手脚发凉。

B. 身体本就虚弱，或因久病而体虚。

2. 可能存在的健康问题

腹泻、慢性胃肠炎、肠易激综合征等。

3. 治疗原则

这里的沉缓脉以脾阳虚为主，引起脾虚的原因有饮食无度、缺乏锻炼、过度劳累、熬夜以及久病。现实生活中，在城市上班的很多体型较胖的中老年人大多数有这样的问题。其次，如果大量摄入冷饮、吃寒性食物或暴饮暴食，都会损伤脾阳。因此，治疗当以温阳健脾为主。

（五）右尺沉——寒凝致痛经

1. 典型表现

A. 月经易延迟、量少且有深色血块。

B. 腹痛难以忍受，不喜被按，经保暖或热敷后疼痛减轻。

C. 痛经时面色显青白色，四肢手脚发凉，怕冷，舌苔白。

2. 可能存在的健康问题

月经不调、子宫腺肌症、子宫肌瘤等。

3. 治疗原则

中医将引起痛经的原因分为很多，这里体现的主要是由于受寒引起的痛经，因此治疗宜温经、散寒、止痛。

（六）双尺沉细——肾气不足

1. 典型表现

A. 盗汗，也就是睡时会大量汗出，傍晚时低热。

B. 少白头，坐着的时候不自觉抖腿。

C. 中老年人小便时寒战，也是肾气不足的表现。

2. 可能存在的健康问题

各种早衰，像卵巢早衰、少白头等。

3. 治疗原则

肾气不足是早衰的直接原因，也会有抵抗力下降的表现，可能导致的疾病有很多。治疗以固精填髓、补精益气为主，平时也可以多吃点黑芝麻、核桃、花生等。

伏脉：邪气内伏

经典回顾

伏脉，重按着骨，指下裁动。

——《濒湖脉学》

现代解释

伏脉的诊察需用力按压至骨骼处，此时手指下方才能勉强感知到微弱搏动。

伏脉特点

表2-7　伏脉特点

脉位特点	寸、关、尺皆可能出现，比沉脉还要深
脉形特点	搏动感不是特别明显
脉症特点	伏邪在里
脉管特点	脉之上显空虚，脉管充盈度不足

按传统脉学所讲，正常诊脉到沉脉时的指力最大就是"十五菽"，是按至骨的力度。如果诊脉时按至骨还诊不到脉，或者非常模糊的话，再用更大的力后才能感觉到的脉象就是伏脉。

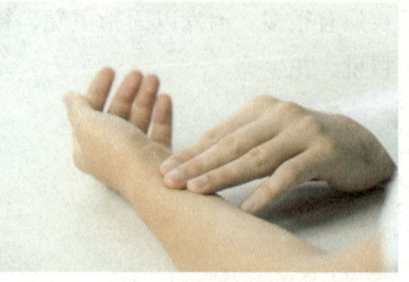

日常应用

1. 典型表现

   A. 霍乱,上吐下泻。

   B. 觉咽中有痰,咳不出。

   C. 肢节、指节冷痛。

2. 可能存在的健康问题

   风湿骨痛、肢体麻木、风湿性关节炎、痛风,抵抗力极弱等。

3. 治疗原则

伏脉出现的原因一般有两种:一种是邪气内伏,脉气无法宣通,深伏在筋脉下,一旦暴发可能出现的病症就很多,尤其容易产生痹证,治疗宜将伏邪外达,引邪外出,避免造成更大的疾患;另一种则是阳气极虚,不足以驱动气血的运行,脉搏极弱而脉位深。

牢脉:多主里寒实证

经典回顾

> 牢脉,似沉似伏,实大而长,微弦。
> ——《濒湖脉学》

现代解释

> 伏脉的诊察需用力按压至骨骼处,此时手指下方才能勉强感知到微弱搏动。

牢脉特点

牢脉特点	
脉位特点	寸、关、尺皆有，筋骨之间
脉形特点	大、长、弦
脉症特点	寒证、虚证
脉管特点	紧张度较大

牢，深居于内，坚固牢实。它的脉象特点是脉位沉、脉形大而长，脉势实而弦。浮取和中取的时候均不应指，沉取才可以感受到脉且脉搏搏动有力、势大形长，是综合沉、弦、大、实、长五种脉象的复合脉。

牢脉虽然比较复杂，但特征明显，所以比较容易辨别。牢脉在多数情况下是实寒证的表现，但有的虚证也会出现牢脉。如大量失血、久病体虚的病人，对他们而言出现此类脉就是比较危险了。

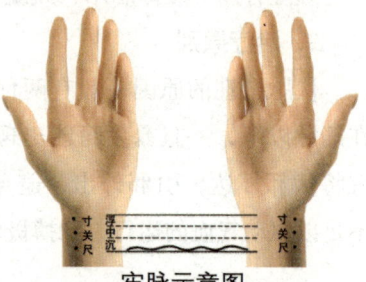

牢脉示意图

日常应用

1. 典型表现

A. 怕冷，肢体疼痛、僵硬。

B. 大量失血、面色苍白、体虚乏力。

2. 可能存在的健康问题

实寒痛经、膝腰腿及诸关节疼、关节炎、痛风、风湿病等。

3. 治疗原则

牢脉代表的实证有火郁于内和实寒内结；同时也代表失血过多或久病体虚导致的虚证。对于实证，火郁于内的治疗要透热转气、托邪于外；而实寒证的治疗应该以补火助阳、温经通脉为主。对于失血过多的则要补血养阴，久病体虚的应该扶正、祛邪、固表。

中篇　掌握技巧，关注细节

第四章　迟脉及相关脉

迟脉：寒证、阴证

经典回顾

> 迟脉，一息三至，去来极慢。
>
> ——《脉经》

现代解释

> 迟脉的脉搏跳动缓慢，在一次完整的呼吸（一呼一吸）中仅搏动三次，且脉搏的起落过程极其缓慢，表现为搏动无力、速度迟缓。

迟脉特点

迟脉在脉位、脉形和脉管上无特殊表现。其特点主要体现在频率上，较正常脉象频率要低，即每分钟脉搏次数少于正常脉搏次数。

迟脉特点

脉症特点	阴证、寒证

迟，迟缓。迟脉就是脉搏跳动缓慢的意思，迟脉的判定是很简单的，

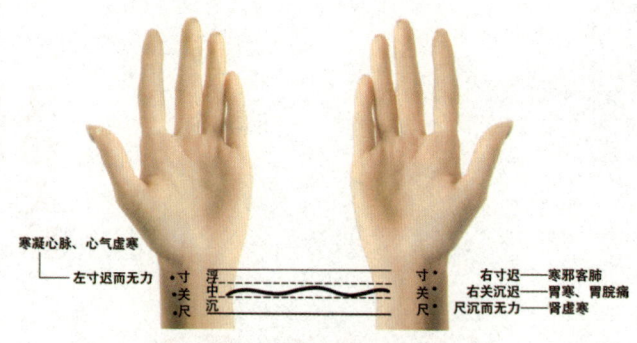

迟脉示意图

只要一息不足四至,就是一次呼吸脉搏跳动次数少于4次,每分钟脉搏次数少于60次的,均为迟脉。

有些心肺功能良好的人,比如游泳、跑步运动员,脉搏跳动虽然缓慢但从容和缓,这样的人即使是迟脉,也是属于健康的情况,这些在诊脉的时候都是要考虑进去的。

在病理状态下,迟脉多与寒证相关。中医认为寒性收引、凝滞,脉搏的快慢是依靠阳气的推动,因此,身体一旦被寒邪入侵,气血运行情况必然被影响,在脉象上的体现就是迟脉。实证则脉搏有力,虚证则脉搏无力。

日常应用

(一)右寸迟——寒邪客肺

1. 典型表现

A. 咳嗽声大、重且浊,有喘息声,有清白痰。

B. 怕冷且四肢末端发凉。

C. 发病较急,猝然发作的咳嗽、气喘。

2. 可能存在的健康问题

感冒、咳嗽、哮喘、肺炎等。

3. 治疗原则

右寸迟多由于寒邪客肺、寒伤肺气所致,所以治疗首先以温肺散寒、止咳平喘为原则。其次，现代人大多在感冒后打吊瓶、服用清热解毒的药物来治疗，虽然有些是有效的，但大多都会损害人体的阳气，即人体自身免疫力。所以只能暂时地减少发热，且易反复。因此，大多数常在医院打吊瓶治感冒的人都是右寸沉而弱的。

（二）左寸迟而无力——寒凝心脉、心气虚寒

1. 典型表现

A．经常心悸气短，易感冒，症状较重，面部红肿。

B．睡眠质量差，多梦话，易醒。

2. 可能存在的健康问题

患有慢性心脏疾病等。

3. 治疗原则

心气虚的治疗应以补养心神、益气安神为主。寒凝的则要温经通脉、扶助心阳，使胸中气顺畅且阳气充足。

（三）右关沉迟——胃寒、胃脘痛

1. 典型表现

A．胃脘疼痛，用手按压或热敷后缓解，且可能伴有不同程度的消化不良。

B．舌苔白，觉口中淡，喜饮热水，严重时会呕吐清水样物。

2. 可能存在的健康问题

胃炎、胃溃疡、十二指肠溃疡等慢性胃肠道疾病。

3. 治疗原则

胃寒的治疗应以暖胃散寒为主，日常生活中应少吃生冷或寒性的食物，尤其要注意冷热食物不可以一起吃，且要有规律地合理饮食，尽量少吃零食，避免暴饮暴食。

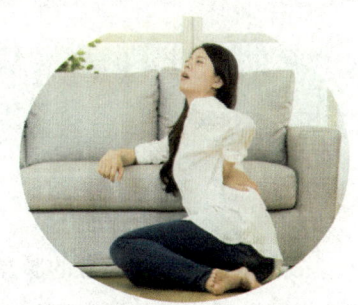

（四）尺沉而无力——肾虚寒

1. 典型表现

A．晨起觉腰酸背痛，双腿乏力。

B．部分人会有胁下痛的症状。

C. 小腹胀满喜按，上厕所时大便不成形且量比较少，排便不规律。

2. 可能存在的健康问题

一是随着年龄的增长，肾虚寒的症状在老年人的身上常见；二是因为平时不注意养护腰腹，导致寒邪侵袭、阳气受损，这种肾虚寒的问题逐渐在年轻人身上显现。

3. 治疗原则

老年人常见肾虚寒的病症，因此老年人常宜补肾填精，以达到想要的长寿目标；然而当代青年人由于长期缺乏锻炼，加上工作压力比较大，夏季常开空调，导致人长期生活在寒冷的环境中，而使肾虚寒的现象逐渐年轻化。

这就提示我们，年纪小的人也不能随性消耗阳气，希望大家可以在日常生活中多注意饮食、作息规律，并学会减轻压力。

缓脉：湿证、脾胃虚

经典回顾

> 缓脉，去来亦迟，小快于迟。
>
> ——《脉经》

现代解释

> 缓脉的脉象表现为脉搏来去都比较缓慢，但比典型的迟脉（一息三至）稍快一些。

缓脉特点

缓脉是相对较正常的脉象，在脉位和脉管上无特殊表现，如果脉形、脉势是和缓均匀的话，则属于正常脉象。当它有一种迟缓而松懈的感觉，

中篇　掌握技巧，关注细节

且频率较正常脉象低时属于病理特征，即每分钟脉搏次数少于正常脉搏次数且脉来迟缓。

缓脉特点

脉症特点	脾胃虚弱、湿证

缓脉，一息四至，来去弛缓松懈。若脉来是均匀和缓的，则脉是正常的，是平脉，是正常人的脉象。缓脉多见于湿证或脾胃虚弱。

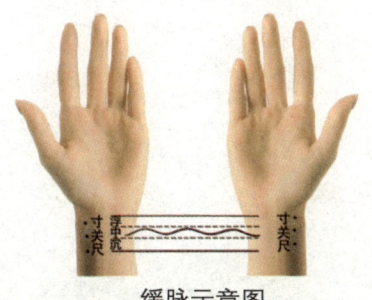

缓脉示意图

通常将迟、数、疾、缓四种脉象放在一起进行比较，它们都与脉率相关，但缓脉并非是与疾脉相对的跳动极慢，其脉势的来去是松弛而和缓的。因此，在辨证时，缓脉多与肠胃有关，诊脉的重点为右手关部。

日常应用

1. 典型表现

A. 饭量变少，对油腻食物不感兴趣，吃了易腹泻，大便不成形。

B. 体型多偏胖，男性常伴有啤酒肚。

C. 总是提不起精神，全身乏力，气短懒言。

2. 可能存在的健康问题

高脂血症、高血糖、高血压等慢性病，胆囊炎、脂肪肝等肝胆疾病。

3. 治疗原则

脾虚湿盛是现代人的常见体质，导致这种体质的原因有：工作压力大，不按时吃饭，经常食用油炸肉制食品，以及经常熬夜。

当下城市人群常见的亚健康状态就是脾湿体质，治疗时应以健脾养胃、化痰除湿为基础。与此同时，更重要的是要从生活习惯上去改变：饮食规律、三餐定时、结构合理，避免暴饮暴食；戒烟限酒；加强锻炼，坚持每天锻炼至少1小时；避免熬夜；多参与和人交流的活动或户外活动。

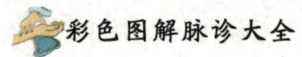

第五章 数脉及相关脉

数脉：阳证、热证

经典回顾

数脉，一息六至。

——《濒湖脉学》

现代解释

数脉为一呼一吸间脉搏跳动6次或更多，相当于每分钟超过90次。

数脉特点

数脉在脉位、脉形和脉管上无特殊表现。其特点主要体现在频率上，较正常脉象频率要高，即每分钟脉搏次数多于正常脉搏次数。

数脉特点

脉症特点	阳证、热证

中医对数脉的判定是通过数清楚脉搏跳动的次数。一般将脉搏每分钟跳动90~130次归为数脉。

数脉和迟脉是相对的两种脉象，把两种脉象放在一起学习通常会比较方便掌握。数脉脉速较快，迟脉脉速较慢；数脉多主热证，迟脉多主寒证。

数脉，大多与热证相关，有力为实热，无力为虚热。当人体体温升高时，脉搏次数也会相应增加。外感热证初起，脏腑热盛，血行加速，脉快而有力为实热。阴虚火旺者，津血不足，而内生虚热，脉数但无力为虚热，脉象一般表现为细数。

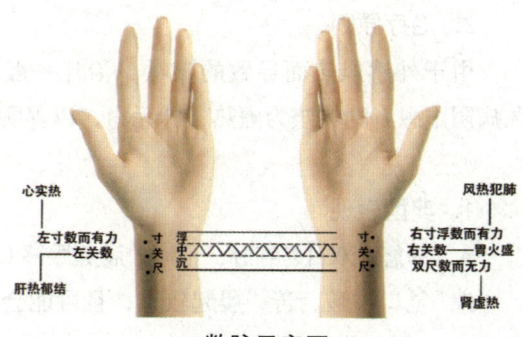

数脉示意图

日常应用

（一）左寸数而有力——心实热

1. 典型表现

A. 口舌生疮、舌尖发红、面色潮红、声音有力。

B. 全身发热不怕凉。

C. 情志郁结烦闷。

2. 可能存在的健康问题

口腔溃疡、口疮等。

3. 治疗原则

以清热泻火为主。平时应心情顺畅，不要心情郁闷，导致心肝气郁不畅。

（二）右寸浮数而有力——风热犯肺

1. 典型表现

A. 咳嗽，声音较大，痰一般为黄色黏痰，不易咳出。

B. 伴有咽喉发干、喉咙痛、头晕、头痛、舌头发红等症状。

2. 可能存在的健康问题

感冒发热、阴虚火旺等。

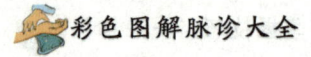

3．治疗原则

由于外感风热而导致的咳嗽，治疗一般以清热解毒、止咳化痰为主；久病阴虚患者的热咳为虚热，脉无力，以养阴清虚热为主。

（三）左关数——肝热郁结

1．典型表现

A．易怒，双目易红肿、干痒，晨起眼眵（眼睛周围分泌物）增多。

B．觉口中酸、苦，晨起较重，且可能会有口臭，甚至可能出现呕血的症状。

C．容易失眠、入睡困难、多梦，且入睡后易感到烦躁。

2．可能存在的健康问题

酒精性肝炎、肝硬化、脂肪肝等。

3．治疗原则

导致肝热郁结的原因主要有以下三种：肝经积热、肝气郁结化火和阴虚发热。

对于肝经积热的患者，治疗应以清肝泻火为主；肝气郁结的患者，应疏肝理气加适度的清散肝火；阴虚发热的患者，要注意清虚热、补血养阴。

发生肝气郁结的很大原因是爱生闷气和情志不舒，所以日常生活中首先应尽量让自己保持心情舒畅；其次，要少喝酒，尤其是白酒。酒易生湿热，且肝为主要代谢器官，二者同气相求，对于肝热的平复则更为困难。

（四）右关数——胃火盛

1．典型表现

A．食欲很好，食量较大，但易饿，体重一般正常或偏瘦。

B．经常口唇干，喜饮冷水。

C．小便黄，甚至排尿时有热感。

2．可能存在的健康问题

胃炎、甲亢等。

3．治疗原则

食量大且易饿的症状在中医一般被称为"消谷善饥"，主要是由胃热引起的食物被较快腐熟、排空时间变短所致。养护和治疗的原则是清胃火，若出现了大便溏稀的情况，则说明是胃强脾弱，不能一味地用苦寒的药物去清胃火，还要注意健脾。

（五）双尺数而无力——肾虚热

1. 典型表现

A. 腰膝酸软，腰背僵硬、紧张。

B. 小便黄且有热感，面色暗、发黑，牙垢变多。

C. 上面两种表现出现时间过长则容易出现牙齿松软、耳鸣耳聋等症状。

2. 可能存在的健康问题

慢性肾炎、糖尿病肾病、肿瘤晚期等各种消耗性疾病。

3. 治疗原则

肾较少会出现实热证，出现的大多也是年轻人或孩子，通常不必刻意调理养护，只需要加强体育锻炼，将多余的精力消耗即可。肾虚热的调养原则主要是滋阴养肾。

疾脉：急热证

经典回顾

《内经》云："察色按脉，先别阴阳。"

张景岳说："万病之本，只此表、里、寒、热、虚、实六者而已。知此六者，则表有表证，里有里证，寒热虚实无不皆然。"

现代解释

疾脉是指脉搏跳动异常急促，达到数脉的极限速度。正常呼吸间脉搏跳动七到八次，脉流急迫如冲击般急促。

疾脉特点

疾脉在脉位、脉形和脉管上无特殊表现。其特点主要体现在频率上，较数脉频率要高，即每分钟脉搏次数多于数脉脉搏次数。

疾脉特点

脉症特点	急热证

疾，迅疾、疾速，就是脉搏跳动十分迅速，脉搏以极快的频率跳动。一息可达7～8次，即脉搏跳动每分钟可达130～140次。

疾脉多在急性热病较重，甚至危及生命的时候才会出现。所以，是一种较为少见的脉象。

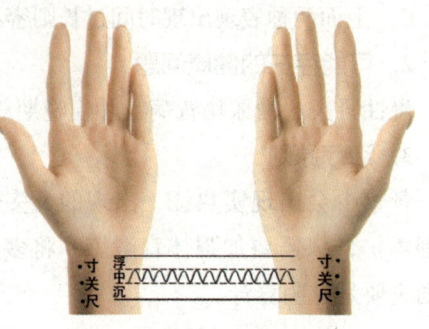
疾脉示意图

日常应用

1. 典型表现

高热不退、昏迷不醒、神昏谵妄等，通常出现后要送医院急诊。

2. 可能存在的健康问题

结核病、心肌炎、高热等疾病和症状；正常状态下的孕妇临产和剧烈运动后。

3. 治疗原则

疾脉一般出现在比较危重的疾病中，遇到这种脉象应尽快就医，不建议自我治疗。

中篇　掌握技巧，关注细节

第六章 虚脉及相关脉

虚脉：各种虚证

经典回顾

> 虚脉，迟大而软，按之无力，隐指豁豁然空。
> ——《濒湖脉学》

现代解释

虚脉的脉象是脉搏跳动速度较慢，脉形宽大但触感柔软。当用手指按压时，明显感觉脉搏缺乏力量，甚至能感受到指下有一种空荡的触感，就像按在空谷中一样豁然空虚。

虚脉特点

虚脉特点	
脉位特点	寸、关、尺，浮、中、沉均无力
脉形特点	大、空、软
脉症特点	虚证
脉管特点	紧张度减弱、充盈度不足

对于虚脉，直观感受就是软弱。中医认为脉形的大就是脉体比常脉大一些；空即是脉管中没有满，有虚空的感觉；软就是搏动无力。有经验的老中医形容虚脉为"按在葱管上的感觉"。

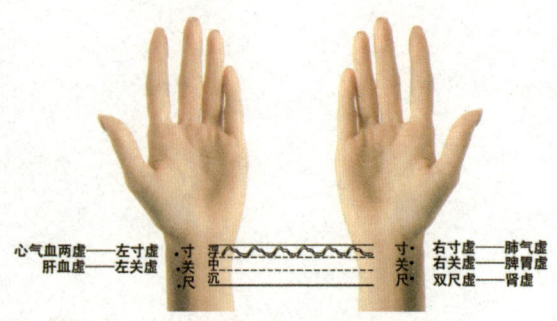

虚脉示意图

虚脉主一切虚证，大多数情况下会出现寸、关、尺皆虚的情况。所以虚脉诊病，应该各方面因素综合考量，以确定身体"虚"的位置。结合经验发现，脉迟而虚者多为阳虚，脉数而虚者多为阴虚。左寸代表心，多为气血两虚，惊悸怔忡；右寸代表肺，多为肺气虚，自汗气短；左关代表肝，多为血不荣筋；右关代表脾，多为消化不良、胃胀、完谷不化；尺虚则为阳衰，表现为腰膝酸软。

日常应用

（一）左寸虚——心气血两虚

1. 典型表现

A. 易疲劳，没有精神。

B. 有过出血史，有血液相关问题。

C. 睡眠浅，健忘，易受惊。

D. 面色苍白，唇色淡。

2. 可能存在的健康问题

贫血、失眠、气短、心慌。

3. 治疗原则

心虚者，治疗多以补血安神为原则，只要解决了血虚的问题，其他问题自然得到缓解。

（二）右寸虚——肺气虚

1. 典型表现

A. 咳嗽声音低，乏力，身体无力，咳嗽时间长会引起哮喘。

B. 怕风，动则汗出。

C. 平时较别人容易感冒。

2. 可能存在的健康问题

慢性支气管炎（老慢支）、慢性支气管扩张（支扩）、肺气肿、肺心病等。

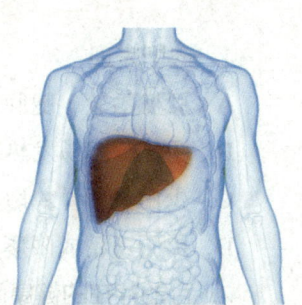

3. 治疗原则

肺气虚者，治疗以补气、提高抵抗力为原则。

（三）左关虚——肝血虚

1. 典型表现

A. 面色发白，头发和指甲无光泽。

B. 无精打采、头晕目眩、肌肉不自主打战。

C. 肢体关节僵硬麻木，活动不利。

D. 女性月经量少，甚至停经。

2. 可能存在的健康问题

失血、贫血、脂肪肝、肝硬化等。

3. 治疗原则

根据不同的致病因素选择相应的治疗方法：①失血引起的肝血虚，治疗以补血养肝为主。②由于肝脏本身的问题，比如脂肪肝、肝硬化等，治疗以清肝养血为主。③由于脾胃虚导致的气血化生乏源，在补养肝血的同时，注意滋补脾胃。

（四）右关虚——脾胃虚

1. 典型表现

A. 饭后腹胀、食物消化不良、大便中有未消化的食物。

B. 大便稀、不成形。

2. 可能存在的健康问题

慢性肠胃炎、消化性溃疡等消化系统疾病。

3. 治疗原则

治疗以益气健脾、温中和胃为主，补的同时，调养也很重要，多吃稀软、易消化的食物，少吃生冷、辛辣等刺激性食物。

（五）双尺虚——肾虚

1. 典型表现

A. 腰膝酸软，腿肿乏力。

B. 手足凉或易发热出汗。

C. 少白头，说梦话，磨牙。

D. 男子遗精或阳痿，女子过早闭经或经期量少。

2. 可能存在的健康问题

慢性肾炎、糖尿病肾病等。

3. 治疗原则

由于肾为先天之本，本有阴阳两气，所以既有肾阴虚也有肾阳虚。肾阳虚的治疗原则主要是补肾阳以化湿利水，肾阴虚的治疗主要是补精填髓，滋补为主。

短脉：气虚气滞

经典回顾

> 短脉，应指而回，不能满部。
>
> ——《濒湖脉学》

现代解释

> 脉体短小，刚触碰到手指就迅速回落，无法充盈寸、关、尺三个部位的正常范围。

短脉特点

短脉特点

脉位特点	未及寸和尺的外缘
脉形特点	短
脉症特点	虚证、郁证
脉管特点	充盈度不足

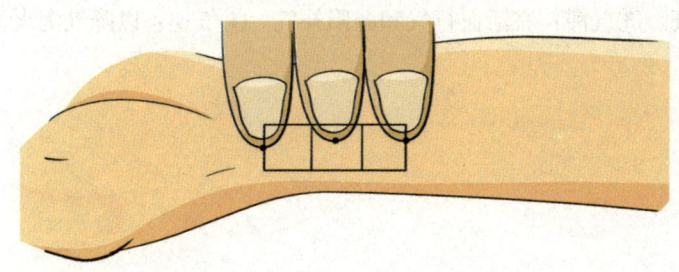

短脉就是脉体未及寸、尺的外缘。一般短脉与气虚关联较大，除此之外，在气虚的基础上，还有各种与气相关的健康问题也可能出现短脉的象，比如气郁、气滞和气逆。也就是说当人体的内部出现一定的阻滞，导致气血流通不畅时，就有可能在脉上表现为短脉。

日常应用

1. 典型表现

A. 气虚：疲乏少言、怕冷、动则汗出，甚至头晕目眩。

B. 气郁：情绪低落、腹胀、腹满、嗳气、声细无力，重者呕吐，甚至吐血。

C．气滞：可以表现在不同的部位，在肝就会表现为易怒，在肺的表现是多痰，在经络则表现为疼痛。

D．气逆：一般分肺气逆和胃气逆两种，肺气逆的表现为实咳，胃气逆则表现为呃逆。

2．可能存在的健康问题

A．气虚：抵抗力低下、易感冒等。

B．气郁：脂肪肝，女性乳腺增生、甲状腺结节等。

C．气滞：痛风、关节炎等。

D．气逆：咳嗽、胃炎等。

3．治疗原则

根据不同致病因素选择相应的治疗方法：①气虚：补气调护。②气郁：疏肝理气。③气滞：宜活血行气和温阳补气。④气逆：以降气泻火为主。

中篇　掌握技巧，关注细节

第七章　实脉及相关脉

实脉：实证

实脉特点

实脉特点	
脉位特点	寸、关、尺，浮、中、沉均有力
脉形特点	大、长、微强
脉症特点	实证
脉管特点	宽大充实，搏动力量强

实脉来时，脉管的波动感虽然不大，但却非常坚满有力，给人的直接感受就是充盛。无论浮取、中取、沉取，脉象都是既大而长，长即代表脉的长度超越寸、关、尺三部，感觉到偏强而充实有力。

实脉主诸多实证，也可见于正常人，但一定还兼有从容缓和的感觉，而且没有病理方面的表现。实脉大多数表现为两只手的寸、关、尺六部脉都大而有力，这种情况被称为"六阳脉"，是正气充足、气充血旺的表现。但要警惕素体虚弱，突然出现实脉的情况，这可能是由阳气暴脱所致。具体分析时，要针对"实"的不同部位的情况，来确定不同的病因病机。左寸为心，实多为心火上炎，舌体不灵活，甚则晕厥；右寸为肺，实多为热邪壅肺，咽痛胸闷；左关为肝，实多为肝阳上亢，口苦胁胀；右关为脾，实多为腹胀脘闷；尺脉位置靠下，反映躯体下位病变，双尺实多为肠热便结。

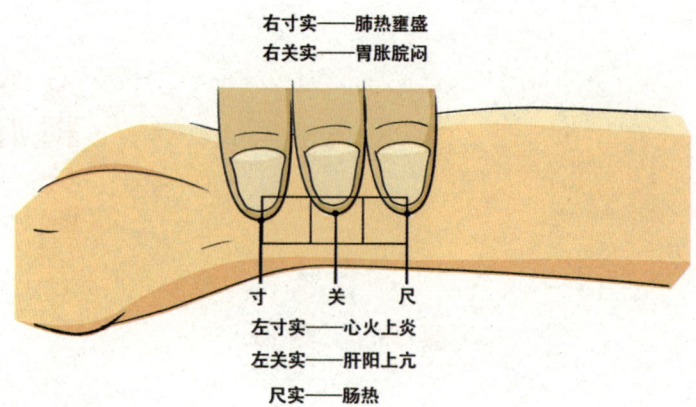

日常应用

（一）左寸实——心火上炎

1. 典型表现

A. 舌体活动不灵活。

B. 气逆上冲，喉中气聚气涌。

C. 言语不清，甚则晕厥。

D. 有中风的可能，须高度警惕。

2. 可能存在的健康问题

眩晕，言语不清。

3. 治疗原则

心火上炎者，治疗多清泻火热，要及时解决，避免疾病进一步发展，导致更严重的后果。

（二）右寸实——肺热壅盛

1. 典型表现

A. 咳嗽有力，咳声洪亮。

B. 咽痛红肿，严重时伴有恶心欲呕。

C. 胸闷气短，甚则胸痛。

D. 多汗，手足汗出。

2. 可能存在的健康问题

感冒，咽炎。

3. 治疗原则

肺热壅盛，治疗多以清热为主，辅以宣降肺气，使肺热得以宣散。久咳者，应注意查明具体病因，进一步有效治疗。

（三）左关实——肝阳上亢

1. 典型表现

A. 情绪容易激动，急躁易怒。

B. 口干，晨起口苦。

C. 胁肋胀痛，甚则窜痛、刺痛。

D. 大便秘结，小便黄赤。

E. 月经量大，甚则出现血崩不止的情况。

F. 头晕，时两侧头痛。

2. 可能存在的健康问题

高血压，便秘。

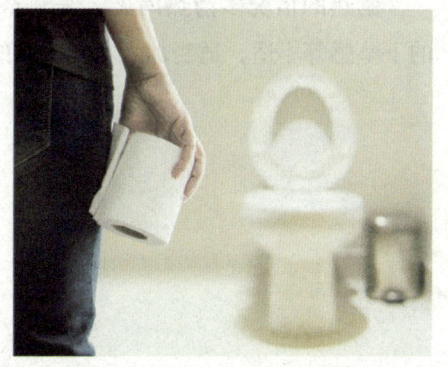

3. 治疗原则

肝阳上亢，治疗多清泻肝热实火，但也要兼顾柔肝养肝，用滋阴养润之品。

（四）右关实——胃胀脘闷

1. 典型表现

A. 胃胀，按压有紧硬感，叩之为鼓音，甚则胃脘胀痛。

B. 纳少，有饥饿感却食不可下。

C. 嗝气或矢气后自觉舒服。

2. 可能存在的问题

慢性胃炎，胃溃疡，消化不良。

3. 治疗原则

针对胃胀脘闷的情况，多通降气机，且引导积滞排出，使胃肠气机通畅，诸症状自然消除。

（五）尺实——肠热

1. 典型表现

A．排便困难，大便干结，甚则用力过度造成肛裂。

B．小便有灼热感。

C．全身自觉发热，夜间更严重，想喝凉水。

2. 可能存在的问题

结肠炎，便秘，肛周脓肿。

3. 治疗原则

肠热的情况多清热泻火，兼以养阴，但应结合脉象和病人是否有明显的下坠感等不适，适当加入宣畅气机的药物。

长　脉

长脉特点

长脉特点	
脉位特点	长度超过寸、关、尺三部
脉形特点	长
脉症特点	阳证、实证、热证
脉管特点	或充实旺盛，或细弱无力

所谓长脉，指脉的长度超过寸、关、尺三部，比正常脉的范围更大，可能向手指和小臂方向延伸。正常人出现从容和缓的长脉，往往是气血充盛与长寿的表现。长脉可以兼有实虚两方面，要针对不同的情况，采取不同的治疗方法，不能单纯用寸、关、尺区分病因病机。

中篇　掌握技巧，关注细节

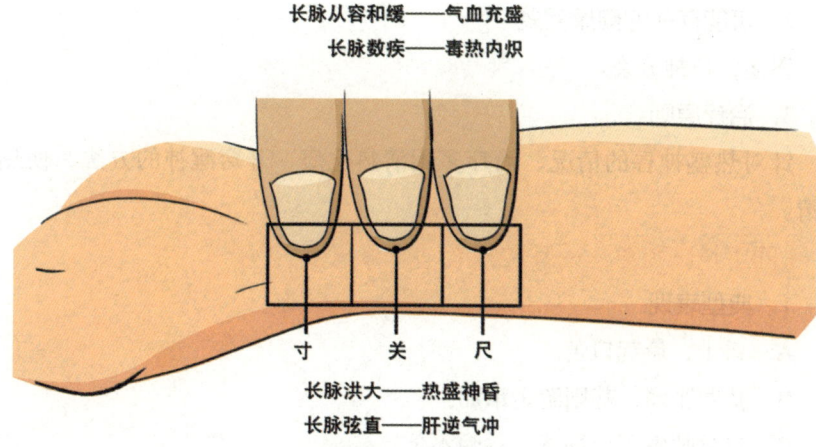

日常应用

（一）长脉从容和缓——气血充盛

多为健康的老年人，代表气血充盛，正气充足，是长寿的表现。

（二）长脉数疾——毒热内炽

1. 典型表现

A. 反复口腔溃疡，不易消退。

B. 脾气大，急躁易怒。

C. 大便秘结，小便黄赤。

2. 可能存在的健康问题

痤疮，皮疹，咽炎。

3. 治疗原则

体内火盛，治疗多用清热泻火，防止火热进一步灼伤津液。

（三）长脉洪大——热盛神昏

1. 典型表现

A. 狂躁，甚则出现攀爬高处、污言秽语的情况。

B. 神志不清，言语不利。

2．可能存在的健康问题

昏迷，精神分裂。

3．治疗原则

针对热盛神昏的情况，治疗多用清热化痰、开窍醒神的方法，使热消神清。

（四）长脉弦直——肝逆气冲

1．典型表现

A．口干，晨起口苦。

B．胁肋胀痛，甚则游走窜痛。

C．自觉咽中有异物感，吞咽不下。

2．可能存在的健康问题

胆囊炎。

3．治疗原则

针对肝气冲逆的情况，治疗多采用舒达肝气的方法，使气机调畅，郁闷自然而解，心情也会变好。

（五）长脉细弱——阳虚怯寒

1．典型表现

A．怕冷，在温暖的环境有所缓解。

B．手脚冰凉，甚则冷至肘膝关节。

C．女性月经淋漓不尽。

2．可能存在的问题

贫血。

3．治疗原则

阳虚怯寒的情况下，治疗多温阳益气，用平和之品，达到缓缓扶正的目的。

中篇　掌握技巧，关注细节

第八章 洪脉

洪脉：主热证

洪脉特点

洪脉特点	
脉位特点	长度超过寸、关、尺三部
脉形特点	大、强
脉症特点	热证
脉管特点	宽大浅表，充实有力

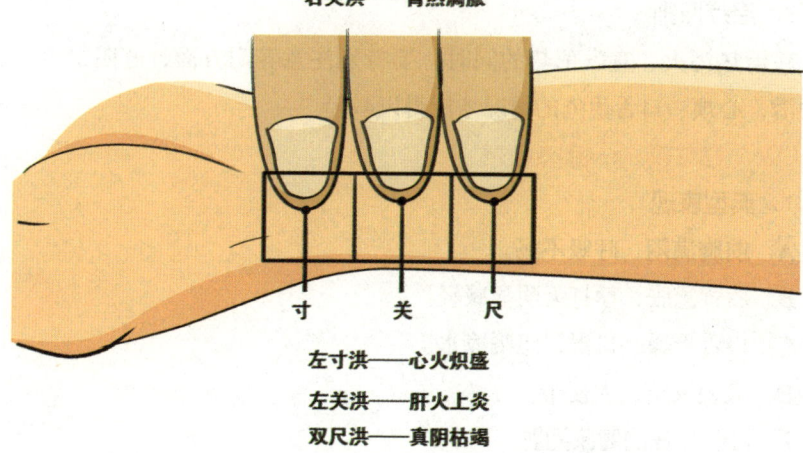

右寸洪——肺热壅盛
右关洪——胃热满胀
寸　关　尺
左寸洪——心火炽盛
左关洪——肝火上炎
双尺洪——真阴枯竭

125

对于洪脉，摸上去感觉洪大有力，脉来时充盛鼓指，脉去时微弱力缓，脉体比正常脉体宽大，脉搏动位置较浅，感觉明显。

洪脉多主热证，正邪搏斗剧烈，正气充盛，与邪相争，气血激荡，邪热壅盛，多数寸关洪实有力，表现出口渴、大汗等一派热象。结合具体部位，左寸为心，出现洪脉，多表现为心烦急躁；右寸为肺，多为肺热壅盛、胸满口干；左关为肝，多为肝火亢盛、胁胀口苦；右关为胃，胃热炽盛、咽燥便秘；尺为肾，多为疾病晚期真阴枯竭。

日常应用

（一）左寸洪——心火炽盛

1. 典型表现

A. 舌尖红，舌尖起溃疡。

B. 心烦意乱，自觉急躁不耐。

C. 夜间不寐，难以入睡。

D. 中暑前兆。

2. 可能存在的健康问题

口腔溃疡，甲状腺功能亢进，主动脉瓣关闭不全。

3. 治疗原则

在清热泻火、宣发郁热的同时，要特别注意养阴方面，心阴得养，心火得潜，心烦、口舌生疮的情况才能得以减轻。

（二）右寸洪——肺热壅盛

1. 典型表现

A. 前胸满闷，呼吸不畅。

B. 后背感胀，捶打无明显减轻。

C. 口舌干燥，口渴，想喝凉水。

D. 大便秘结，大便干。

2. 可能存在的健康问题

咳嗽，便秘，高血压。

3. 治疗原则

对于肺热壅盛的情况，要在清宣肺热的同时注意用柔润之品，不可过于燥烈，进一步损伤肺阴。右寸出现洪脉多在秋季，燥邪犯肺，肺气郁闭也可出现洪大有力的脉象，要多食养阴之品，如百合、莲子等。

（三）左关洪——肝火上炎

1. **典型表现**

A. 性格挑剔，急躁，容易发怒。

B. 晨起口干苦。

C. 胁肋胀满，甚则胁痛。

D. 小便黄赤，大便干结。

2. **可能存在的健康问题**

高血压，崩漏。

3. 治疗原则

对于肝火上炎的情况，在考虑清肝泻火的同时，要凉肝息风。肝藏血，需要考虑可能有血热妄行的出血倾向，所以在治疗时要注意加入凉血之品。另外，正常男性也可能出现左关洪大的情况。

（四）右关洪——胃热满胀

1. **典型表现**

A. 胃胀，痞闷，不喜按，甚则按压略痛。

B. 嗝气，反酸，口中异味。

C. 容易饥饿，食量大，但体重增加不明显。

D. 喜欢吃辛辣、油腻之品。

E. 大便干结，排出困难。

2. **可能存在的健康问题**

高脂血症，胃炎，胃溃疡。

3. 治疗原则

对于右关洪脉的情况，可以采取苦降通腑之法，配合饮食上少吃油腻、辛辣、刺激的食物，多吃新鲜的水果蔬菜，在饮食上做到滋阴润燥，而不用辛香燥烈之品,将有助于疾病的改善。

(五)双尺洪——真阴枯竭

1. **典型表现**

   A. 舌面少津,甚则干裂。

   B. 口干齿枯,皮肤干燥。

   C. 咽喉肿痛。

   D. 难以入睡。

2. **可能存在的健康问题**

   崩漏,失眠,干燥综合征。

3. **治疗原则**

   "水浅不养龙",治疗应加入滋补肾阴的药物,但要注意胃肠是否邪净畅通,否则难以填补真阴的不足。

第九章 细脉及相关脉

细脉：虚弱证

细脉特点

细脉特点	
脉位特点	浮、中、沉取应指明显
脉形特点	细、小、弱
脉症特点	虚弱证
脉管特点	窄小如线，充盈不足

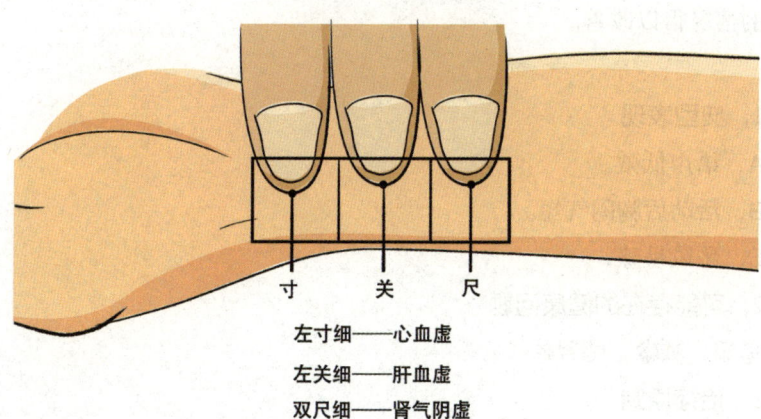

右寸细——肺气虚
右关细——脾胃气血虚

寸　关　尺

左寸细——心血虚
左关细——肝血虚
双尺细——肾气阴虚

细脉，浮、中、沉取时都有明显的搏动，按之如丝线，往来不绝。细脉的脉体小于正常，可以与其他脉象同时出现，比如沉细、弦细，也可以作为其他复合脉的一方面构成条件，比如濡脉、微脉。

细脉主要代表虚弱证，形成多是因为气血亏虚，气无力推动血液运行，脉管中的血量较少，无法充盈整个脉管，所以摸上去感觉如细线一般，且柔弱无力。除此以外，细脉还可以由于实邪阻滞，比如湿、痰、瘀阻滞气机，血行不畅而呈现出来。

日常应用

（一）左寸细——心血虚

1. **典型表现**

A．面色㿠白。

B．心悸，心慌，睡眠差，入睡困难。

C．头晕，健忘。

2. **可能存在的健康问题**

贫血，白细胞减少，血小板减少，肝脏造血功能不全。

3. **治疗原则**

针对心血虚的情况，治疗多采用补气养血的方法，使心血充足，心悸、头晕的情况得以改善。

（二）右寸细——肺气虚

1. **典型表现**

A．语声低微。

B．活动后胸闷气短。

C．恶风易感。

2. **可能存在的健康问题**

哮喘，咳嗽，感冒。

3. **治疗原则**

针对肺气虚的情况，在补气的同时，要注意宣降气机。肺气虚的同时常伴有肾阳虚，肾阳不足，可能出现气短不纳的情况。

（三）左关细——肝血虚

1. **典型表现**

   A．面色苍白，指甲淡无血色。

   B．双侧耳鸣耳聋。

   C．夜间心烦，汗出过多。

   D．女性月经量少。

2. **可能存在的健康问题**

   贫血，闭经。

3. **治疗原则**

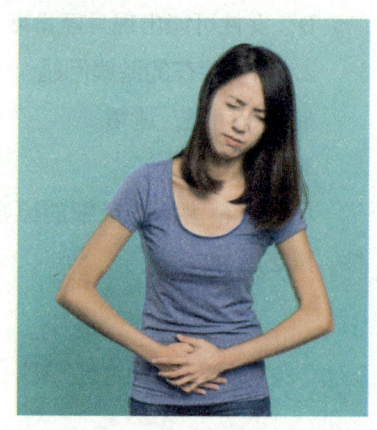

针对肝血虚的情况，补养肝血的同时要注意滋阴。针对血虚的不同程度，选择相应的药物，比如女贞子、墨旱莲，程度更重可以用当归、何首乌等。

（四）右关细——脾胃气血虚

1. **典型表现**

   A．纳少，容易产生饱胀感。

   B．食油腻、辛辣腹痛。

   C．乏力，乏神。

   D．排便不畅。

2. **可能存在的健康问题**

   腹胀，腹痛。

3. **治疗原则**

针对右关细的情况，治疗多用健养脾胃的方法，要少食辛辣、油腻，注意养护脾胃的阳气。

（五）双尺细——肾气阴虚

1. **典型表现**

   A．腰膝酸软。

   B．四肢厥冷，双腿乏力。

C．男性可能出现遗精的情况。

D．女性可能出现月经量减少，甚则闭经。

2．可能存在的健康问题

痛经、闭经，遗精。

3．治疗原则

填补肾精为治疗尺细的原则，补养肾精可以辅以黑色的食物，比如海参、黑芝麻等。

濡脉：虚证、弱证

濡脉特点

濡脉特点

脉位特点	浮取可得
脉形特点	细而漫无边界
脉症特点	虚证、弱证
脉管特点	紧张度低，按取柔软

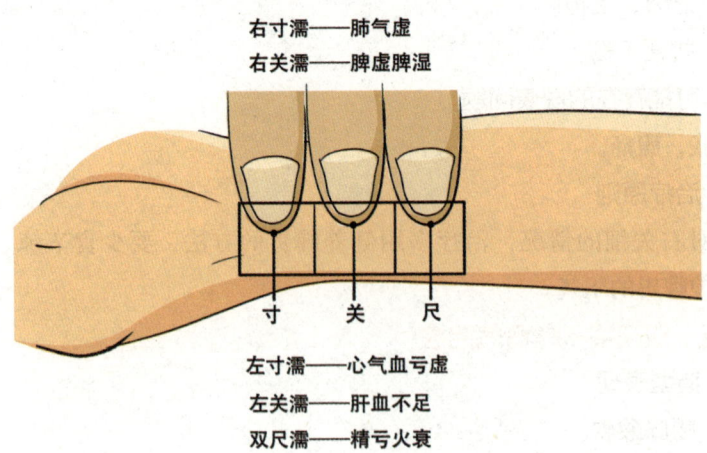

右寸濡——肺气虚
右关濡——脾虚脾湿
左寸濡——心气血亏虚
左关濡——肝血不足
双尺濡——精亏火衰

濡脉，按上去漫无边界，脉管边界不清，浮取可得，脉形较细，按取柔软。主要代表气血亏虚证，临床上常见胃肠型感冒、气血不足、食欲不振、恶心呕吐等表现。

日常应用

（一）左寸濡——心气血亏虚

1. **典型表现**

A．心率快，易发恐慌。

B．心烦意乱，情绪容易失控。

C．夜间口干欲饮水。

D．眠浅易醒。

2. **可能存在的健康问题**

失眠。

3. **治疗原则**

左寸濡多为心阴虚的情况，阴虚有热当滋阴降火，使阳气秘藏于阴中，可用柏子仁、龙眼肉等。

（二）右寸濡——肺气虚

1. **典型表现**

A．容易出现持续低热。

B．怕风，容易汗出。

C．抵抗力弱而易感。

2. **可能存在的健康问题**

感冒，鼻窦炎。

3. **治疗原则**

要注意补养肺气，滋阴润肺，使虚热得以敛于阴中。

（三）左关濡——肝血不足

1. **典型表现**

A．肘膝屈伸不利，拘急不适。

B. 视力下降，视物模糊。

C. 面乏血色，指甲干灰。

D. 可能出现双耳鸣耳聋。

2. 可能出现的健康问题

贫血。

3. 治疗原则

对于肝血虚，筋不得养的情况，治疗可以采用补养肝血的方法，另外多服用猪血等具有补血作用的食物。

（四）右关濡——脾虚脾湿

1. 典型表现

A. 腹部胀满。

B. 食少，没有食欲。

C. 困倦乏力，没有精神。

D. 体型过瘦或肥胖。

2. 可能存在的健康问题

疲劳综合征，肥胖。

3. 治疗原则

针对脾胃虚弱的情况，多采用健脾养胃的方法，注意少食生冷，规律作息，适当参加体育锻炼，综合提高身体素质。

（五）双尺濡——精亏火衰

1. 典型表现

A. 情绪低落，精神萎靡，对外界事物没有兴趣。

B. 小便色清。

C. 四肢冷，手足冰凉。

D. 腰部酸痛。

E. 男性可能有遗精等表现。

2. 可能存在的健康问题

坐骨神经痛，阳痿。

3. 治疗原则

尺代表肾，肾的病变多与虚有关，而且大多数为肾阴、肾阳亏虚，治疗多用阴阳双补的方法和原则。

弱脉：气血虚弱证

弱脉特点

弱脉特点	
脉位特点	沉取可得
脉形特点	细
脉症特点	气血虚弱证
脉管特点	紧张度低，按取柔软

弱脉用力沉取可得，脉形较细，按之柔软无力。弱脉和虚脉相似，虚脉是寸、关、尺三部浮中沉取均无力，而弱脉仅指沉取为明显。弱脉多代表气血亏虚，针对寸、关、尺不同位置而代表不同意义，比如寸弱代表心肺阳虚，关弱代表脾胃气虚，尺弱代表肾阴肾阳不足。

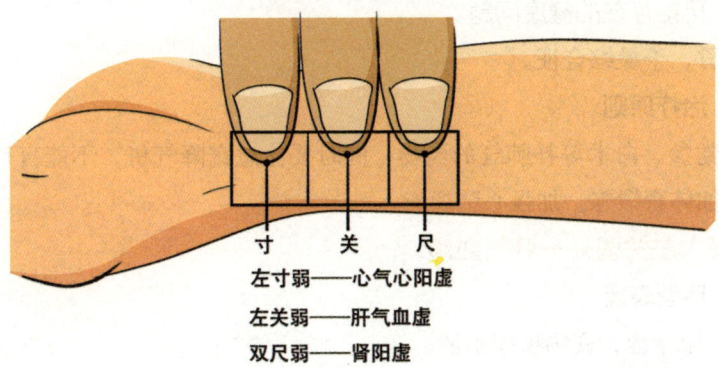

日常应用

（一）左寸弱——心气心阳虚

1．典型表现

A．汗多，手足汗出。

B．心悸，心慌。

C．气短。

D．眠差，不易入睡。

E．甚则昏厥。

2．可能存在的健康问题

心慌，失眠。

3．治疗原则

治疗心气心阳虚的情况，可以用补养心气心阳的原则，比如桂枝、甘草等辛甘化阳之品。

（二）右寸弱——肺气虚

1．典型表现

A．感觉气不够用，气短气喘。

B．乏力，容易感到劳累。

C．容易感冒。

D．皮肤容易干燥、皲裂。

2．可能存在的健康问题

感冒，干燥综合征。

3．治疗原则

用党参、白术等补肺气的药物，同时要注意宣降气机，不能盲目补养，最好增加体育锻炼，加强心肺功能。

（三）左关弱——肝气血虚

1．典型表现

A．眼干涩，视物模糊不清。

B．头发干燥打结。

C. 脸色苍白，指甲灰白。

D. 四肢乏力，肌肉松软。

2. 可能存在的健康问题

视力下降，贫血。

3. 治疗原则

肝藏血，治疗原则可以为滋阴养血，使气机流通输布顺畅，阴血得养，诸症可以缓解。

（四）右关弱——脾胃气虚

1. 典型表现

A. 容易腹泻。

B. 睡眠差。

C. 力量小，容易疲劳。

2. 可能存在的健康问题

慢性胃肠病。

3. 治疗原则

补养健运脾胃，增加脾胃动力，使食物得以消化。

（五）双尺弱——肾阳虚

1. 典型表现

A. 手脚冰凉，冬天更加明显。

B. 小腹冷痛。

C. 腰酸，背部怕冷严重。

D. 男性可能出现阳痿。

E. 女性可能出现不孕的情况。

2. 可能存在的健康问题

流产。

3. 治疗原则

治疗肾阳虚的情况，应用温补肾阳的方法，用鹿角霜等温阳之品。

微脉：虚证

微脉特点

微脉特点	
脉位特点	沉取仍觉不足
脉形特点	极细
脉症特点	气血阴阳俱亏虚证
脉管特点	紧张度低，按取柔软

微脉摸上去细如丝线，而且没有力气，软弱，若有若无，脉管的紧张度几乎感觉不到。微脉一般出现在气血阴阳俱虚的情况，一为久病重病，人体不断与病邪搏斗，消耗正气而致；二为急症，发病迅猛，多脏腑迅速衰竭。

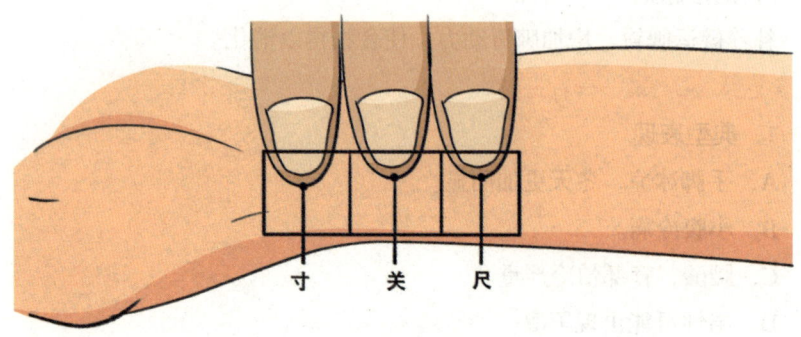

日常应用

（一）重病久病

1. 典型表现

A. 面色苍白。

B. 全身乏力。

C. 精神萎靡。

2. 可能存在的健康问题

贫血，肿瘤。

3. 治疗原则

针对不同功能受损的情况，采取维持生命正常体征的措施，在气机通畅的基础上补养气血。

（二）危急症

1. 典型表现

A. 眼睛乏神，面色惨白。

B. 四肢无力。

C. 精神不振。

2. 可能存在的健康问题

失血，心衰，肾衰。

3. 治疗原则

加入桂枝、甘草等扶助心阳的中药，快速抢救。

第十章 滑脉及相关脉

滑脉：多主积滞

经典回顾

> 滑脉，往来前却，流利展转，替替然如珠之应指。
>
> ——《濒湖脉学》

现代解释

> 手指触诊时，脉象往来流动顺畅且带有进退感，如同圆润的珠子在盘面上滚动一般，连续不断地在指尖下呈现圆滑的触感。

滑脉特点

滑脉特点	
脉位特点	寸、关、尺三部皆可见
脉形特点	指下脉来圆滑
脉症特点	积滞
脉管特点	内容物充足、圆滑

中篇　掌握技巧，关注细节

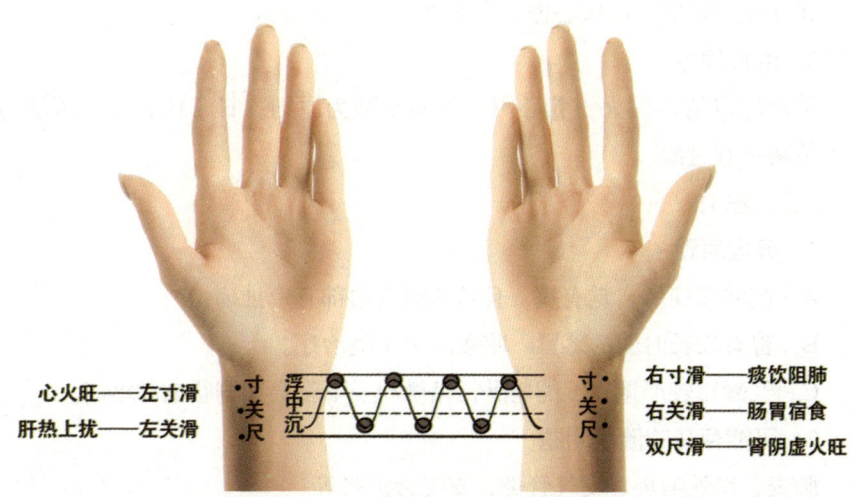

滑脉示意图

　　滑脉和涩脉都对应的是脉的往来流利程度，二者都有可能是由较实性的郁滞导致的，这也是"一体两面"的体现，即阴阳二分法的体现。

　　诊滑脉时，医者指下感觉到的脉搏形态是圆滑的，就像一颗接一颗的圆球流畅地在指下滚动，这种感觉在浮、中、沉取都可能有。滑脉是较正常脉的流利度更流利的一种脉象，不过这种脉象对新手而言，较难掌握，需要多加练习指感、反复体验才能逐渐掌握。

　　脉搏滑而平缓，就是健康的脉象，常见于气血旺盛的青壮年。如果女性停经两三月出现滑脉，则可能是妊娠脉，也就是我们平时说的"喜脉"。病理性的滑脉多与痰湿、实热相关。

日常应用

（一）左寸滑——心火旺

1. 典型表现

A. 常感到心情烦躁、睡前心烦、失眠不寐。

B. 有掌心或额头发热、舌尖红、口臭等症状。

2. 可能存在的健康问题

躁狂症、焦虑、心慌心悸、失眠等。

3. 治疗原则

治疗应以清热泻火、养心阴、镇静安神为原则，日常饮食宜以清淡为主，情绪不宜过激。

（二）右寸滑——痰饮阻肺

1. 典型表现

A. 胸胁胀痛、自觉有痰，且咳嗽时胸胁部有牵扯痛。

B. 曾有较长时间的感冒、咳嗽未予正确治疗。

C. 气喘比较严重，不能俯卧，稍微动一下就会加剧咳嗽和疼痛。

2. 可能存在的健康问题

肺炎、慢性咽炎、支气管炎、支气管扩张等。

3. 治疗原则

痰饮，是人体水液运行时，无法完全代谢消除的产物和废物。痰，多因外感伤寒、饮食不节、情绪不平、内伤脏腑引起的气化功能失常所致，其特性是黏稠的；若是人体内出现了水液运行不畅，而形成了水汽的集聚，就是饮。

痰饮在人体的主要表现是胀满和疼痛，而痰饮郁肺大多是因为外感风热或风寒后，长时间没有痊愈所导致的。

（三）左关滑——肝热上扰

1. 典型表现

A. 性格本就易怒，近期情况加剧。

B. 平时好吸烟、经常酗酒。

C. 嘴里发干、发苦，晨起格外明显。

2. 可能存在的健康问题

急性肝炎、脂肪肝、肝硬化等其他肝脏疾病。

3. 治疗原则

左关滑是肝热的表现，治疗应以清热解毒、疏肝解郁为原则。要有正常的饮食作息，清淡饮食、不熬夜、早睡早起，这样就可以避免或减少肝热证的出现。

（四）右关滑——肠胃宿食

1. 典型表现

A．常暴饮暴食，食后腹胀、腹痛。

B．辛辣的、热性食物一次吃太多等。

2. 可能存在的健康问题

阑尾炎、肠息肉、胃痉挛、胃炎等肠胃系统病症。

3. 治疗原则

导致宿食不化的原因有脾胃虚弱、饮食寒凉和饮食不节。

由脾胃虚弱导致的宿食不化，应健脾益气、养护胃气；由寒邪客胃导致的，应温胃散寒、护胃阳；而暴饮暴食的患者，治疗应消食导滞，配伍方药时可用"焦三仙"（焦山楂、焦神曲、焦麦芽）等。

（五）双尺滑——肾阴虚火旺

1. 典型表现

A．小便发黄、发热，排尿时有灼热感。

B．手心、足心发热、出汗。经常口干舌燥，晚上睡觉可能会出现盗汗的情况。

C．头晕、耳鸣、腰膝酸软。

D．男性可表现为遗精、早泄等症状。

2. 可能存在的健康问题

前列腺炎、尿道感染、糖尿病等。

3. 治疗原则

肾主要见到的火象多属于虚火，肾中存人身体之元阴元阳，若精不足则会表现出一个火象，主要是一个虚火，盗汗、五心烦热等，所以治疗以滋补肾阴较为常见。但很多人体内郁滞很多，妄行滋补可能过于滋腻而吸收不了，所以要保证身体的通畅。

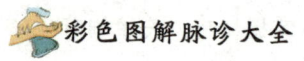

动脉：多主心气虚

经典回顾

> 寻之似有，举之还无，不离其处，不往不来，三关沉沉。
> ——《脉诀》

现代解释

（这种脉象）按压时隐约感觉到存在，但轻轻提起手指时又感觉不到；始终停留在原处，既不向前流动也不回退，寸、关、尺三部脉位都显得沉滞不活。

动脉特点

动脉特点	
脉位特点	多在关上
脉形特点	黄豆大小
脉症特点	心气虚证
脉管特点	在脉管之上，动摇不定

动脉属于脉诊系统中较特殊的一种脉象。首先，动脉的速率与数脉相近，其次，在脉位上的体现主要是在关上的位置，指下感觉到的区域如黄豆大小，且诊脉时有一种不定的动摇的感觉。

因动脉不常见，所以对于古人来说，他们认为脉象显现出动脉的人一般只剩半年左右的寿命，而按现代医学来讲，动脉体现的是窦性心律异常，在人体表现上常见的有心肌炎、各类心脏病等。

中篇　掌握技巧，关注细节

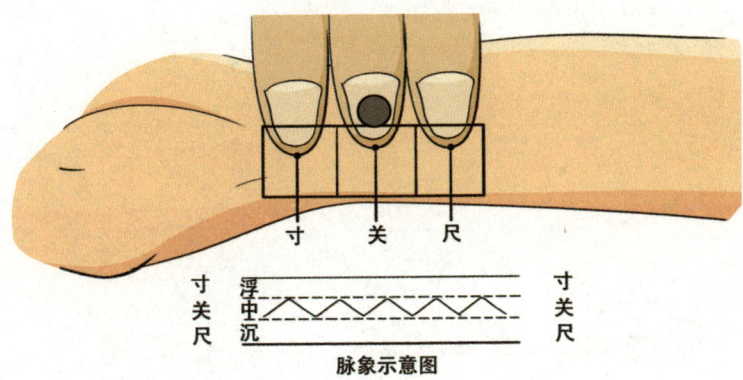

脉象示意图

日常应用

1. 典型表现

A．心慌心悸、胸闷短气。

B．汗出较多，体虚神疲，乏力。

2. 可能存在的健康问题

心肌炎、风湿性心脏病等各种心脏病。

3. 治疗原则

一般出现动脉时，多为较严重的心脏病，建议尽快就医，切莫错过最佳救治时间。

第十一章 涩脉

涩脉：多主虚证、水饮血瘀证

经典回顾

> 涩脉，细而迟，往来难，短且散，或一止复来。
> ——《濒湖脉学》

现代解释

这种脉象表现为脉管细小且跳动缓慢，搏动艰涩不流畅，长度不足且脉气散乱不聚，偶尔还会出现短暂停顿后又恢复搏动的情况。

涩脉特点

涩脉特点	
脉位特点	寸、关、尺的浮、中、沉三个层面皆可见
脉形特点	较细
脉症特点	阴虚证、血瘀证
脉管特点	指下觉脉管充盈度不够、管壁不光滑

涩脉和滑脉是一组相对的脉象。一个不流畅，一个流利。但是涩脉除了不流利、艰涩之外，还有脉型细、脉速、脉力不均匀的特点。在日常应用的时候可以把握

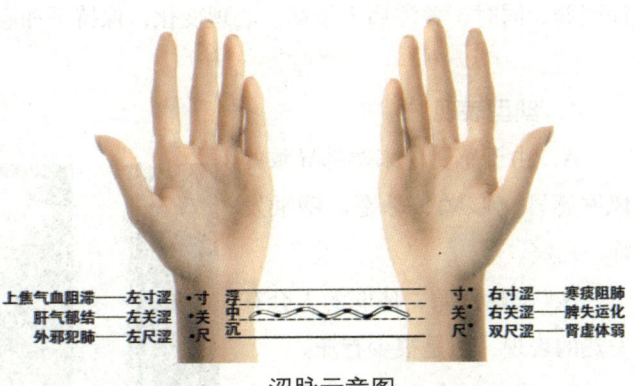

涩脉示意图

最重要的一点：只要脉的流利程度较差，就可以排除是滑脉，考虑为涩脉。

涩脉与各种气血瘀滞的原因密不可分。大多气滞、血瘀、痰湿、积食，都可以见到涩脉。同时，虚证导致的气血运行不畅，也会见到涩脉，这时一般涩而无力。

日常应用

（一）左寸涩——上焦气血阻滞

1. 典型表现

A. 气郁型的人会出现长期闷闷不乐、体质虚弱、无力；还会有胸闷、疼痛，以及由于长期胸闷导致的背部疼痛。

B. 血瘀型的人会出现嘴唇、指甲发青、发紫，甚至出现斑点，舌色暗淡。

D. 抵抗力差的人易感冒，感冒后不易康复；同时伴有劳累，遇到寒冷天气等症状会加重。

2. 可能存在的健康问题

上焦气血阻滞造成的心悸、胸闷、胸痛等问题。

3. 治疗原则

左寸一般反映心、膻中等上焦的问题，结合涩脉气血流通不畅的特点，治疗原则一般是补心安神、理气活血，但生活中疾病病因不同，还要配合辨

证调养。同时，关注病人情绪、心理变化，保持平和心态。

（二）右寸涩——寒痰阻滞

1. 典型表现

A. 由于感受外来寒邪导致的风寒感冒、咳嗽、鼻塞、咽喉发痒、白痰。

B. 喜热恶寒，体弱的人会有发热的表现，但是很少有汗。

C. 发热时全身肌肉酸痛，头胀痛，揉太阳穴有所缓解。

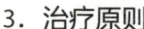

2. 可能存在的健康问题

外邪犯肺或痰湿在肺导致的寒喘、气短、咳嗽等症状。

3. 治疗原则

右寸涩一般与寒痰阻肺，少气咳喘有关。针对寒、痰的治疗原则一般考虑到祛风散寒、止咳化痰。肺部的疾病大多与风寒感冒有关，生病期间不建议大量的室外活动，宜居家调养，适当开窗通风。

（三）左关涩——肝气郁结

1. 典型表现

A. 气郁型病人会出现一直精神状态不好，抑郁，压力大，脾气差。

B. 气虚型病人会出现浑身乏力，休息不好，对任何事都提不起兴趣。

C. 肌肉和关节经常感到酸痛。

D. 食欲差，不想吃东西，甚至不觉得饿。

2. 可能存在的健康问题

左关涩一般反映肝血问题，有血瘀或不足两种可能。健康问题反映在肝气郁结、血瘀等。

3. 治疗原则

中医认为"肝藏血"，左关涩以血液流通不畅为主要原因。所以在治疗原则上以疏肝理气、活血化瘀为主。

（四）右关涩——脾失运化

1. 典型表现

A．大便不成形，长期便溏，容易腹泻。

B．食欲差，偶尔腹胀，晚上胀气，排便不顺畅，但不影响生活。

C．体弱乏力，抬重物会觉得很累，偶尔出现手抖。

2. 可能存在的健康问题

右关与脾有关，脾影响食物的运化。消化不良、食欲差、积食、小儿挑食都会出现涩脉。

3. 治疗原则

脾主运化，运化出了问题常有气虚、血虚、痰湿的症状。所以治疗时原则上应该健脾祛湿，少吃辛辣刺激的食物。

（五）双尺涩——肾虚体弱

1. 典型表现

A．腰膝酸软无力、困倦，甚至有些人会出现精神恍惚、注意力下降的情况。

B．男子阳痿、早泄或不育。

C．女子经量减少、不育，甚至绝经。

D．小腹发冷、疼痛，热敷缓解。

E．下巴容易长痘。

F．耳鸣、耳聋、眼花、脱发。

2. 可能存在的健康问题

身体虚弱、房事过度、早衰等。

3. 治疗原则

双尺涩对应肾虚，一般年纪大的人会出现这种情况。不过，现在年轻人劳累过度、熬夜、房事不节等也会有这样的情况出现。治疗原则上要补肾安神，注意休息，加强运动。

第十二章 弦脉及相关脉

弦脉：肝气不舒

经典回顾

弦脉，举之无有，按之如弓弦状。

——《脉经》

现代解释

弦脉在轻按时感觉不明显，但在重按时会触摸到如拉紧的弓弦般绷直、硬挺的脉象。

弦脉特点

弦脉特点	
脉位特点	寸、关、尺三部皆可见
脉形特点	像按在琴弦上面，端直而细长
脉症特点	肝病、疼痛
脉管特点	紧张度增大

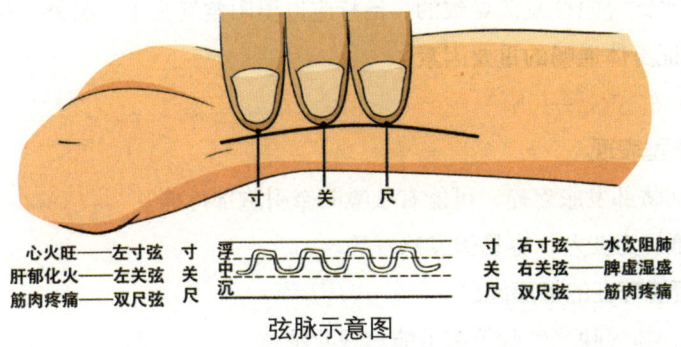

弦脉示意图

　　弦脉，医者在诊脉时就像按在了弦上一样：轻按时像琴弦，稍用力时像按在紧绷的弓弦上，有时病理性弦脉在用力按时甚至可以感觉像按在刀刃上一样。

　　弦脉在脉形上的特点是端直而细长，它的脉势较强、脉管较硬，在诊脉时有挺然指下、直起直落的感觉。

　　弦脉出现的原因有很多，主要与弦的程度相关。春季时，很多人的脉象都会出现弦象，而且肝气旺的人，脉象也是偏弦的，这些都属于正常的脉象。多数弦脉与肝病有关，肝主筋，脉也属筋，脉管是否柔软与筋的弛缓强弱的特性相似。肝病多属于气郁，肝气失于条达则脉多弦，故称弦脉，多主肝胆病变。

日常应用

（一）左寸弦——心火旺

1. 典型表现

A. 常生闷气，或曾遇到令其十分愤怒的事。

B. 面色发黄，眼睛发红。

2. 可能存在的健康问题

心悸、心绞痛、胸口痛等。

3. 治疗原则

胸口痛可能是由肝气郁结所导致，治疗以疏肝解郁为主；心脉沉弦则是可能由水饮等阴性凝滞导致的，治疗应以温阳益气为主。另外，保持心情愉悦是保证身体通畅的重要因素。

（二）右寸弦——水饮阻肺

1. **典型表现**

A. 胸胁部发胀疼痛，可能有咳嗽时牵引胸部疼痛。

B. 抵抗力变差，容易引发感冒等。

2. **可能存在的健康问题**

哮喘、肺气肿、气胸等都可能出现寸脉弦。

3. **治疗原则**

在中医看来，"肺为华盖"，处于人体最上部的地方，以气为主。肺主宣发肃降，就是说肺可以使周身的气往外往上走，也可以将气下传，帮助肠腑排浊，将气再输布到全身，保卫身体，使之不受外邪影响。同时，当肺的清肃作用出现问题时，气郁结于肺，就会造成胸胁痛；也有可能使气上行逆行，在头部郁结，出现头痛、头晕等症状。

（三）左关弦——肝郁化火

1. **典型表现**

A. 易生气上火、脾气急躁、眩晕头痛。

B. 不易入睡或睡时多梦、不安稳等。

C. 心情焦虑、易担心。

2. **可能存在的健康问题**

急慢性肝炎、失眠焦虑等。

3. **治疗原则**

因为肝病在脉象的主要体现是弦脉，但也要根据其他情况去甄别是哪种肝病，然后对症食疗和药疗。

（四）右关弦——脾虚湿盛

1. **典型表现**

A. 小腹胀满、恶心呕吐、泄泻、神疲乏力等。

B．腹部有时感到疼痛难忍，严重时出现上吐下泻，得温痛减。

2．可能存在的健康问题

脾大、泄泻、肠易激综合征等。

3．治疗原则

右关出现弦脉的主要原因是脾虚伤冷，其中脾虚是前提，而伤冷是诱因。在治疗的时候，要注重的是，应先温胃散寒，多吃热性的食物或中药，待症状缓解后，就可以健脾养胃了。

（五）双尺弦——筋肉疼痛

1．典型表现

A．各种外伤，如扭伤、摔伤、割伤等引起的筋肉破损或拘急。

B．各种剧烈的腹痛，如女性痛经等。

2．可能存在的健康问题

风湿病、类风湿、痛风引起的关节肿痛、痛经等。

3．治疗原则

痛经和腹痛多由寒导致，寒性凝滞，使筋肉拘挛而导致的剧烈疼痛，应以温通为主，散寒化结而痛减。

紧脉：寒证、疼痛

经典回顾

> 紧脉，如转索无常，数如切绳。
>
> ——《濒湖脉学》

现代解释

> 紧脉的触感,像转动绳索时绷紧弹动的状态(位置不固定),又像用刀快速切割紧绷的绳子般急促有力。

紧脉特点

紧脉特点	
脉位特点	寸、关、尺三部浮、中、沉位皆有
脉形特点	紧绷的旋转拉紧的绳子
脉症特点	寒证、痛证
脉管特点	紧张度增大、力度变大

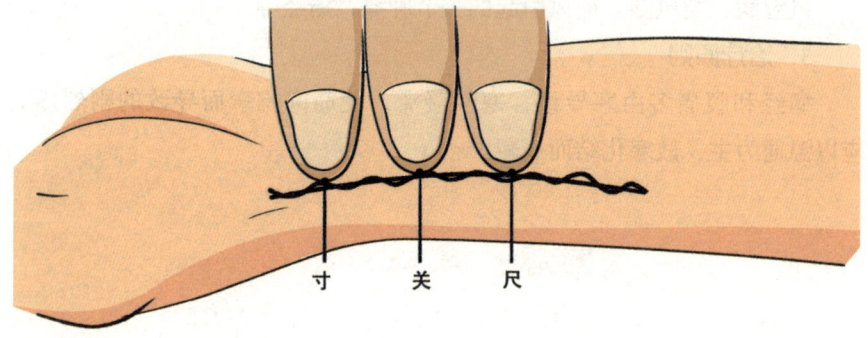

自古以来,历代中医对于弦脉和紧脉的描述就比较多,所谓"弦紧难分",就是说区分弦脉和紧脉是比较难的。紧脉的紧张度和力度都比弦脉大,且紧脉有旋转绞动或左右弹指的感觉,但紧脉的脉体较弦脉柔软。

由于紧脉是脉管表现出"紧张"或"拘急"的象,所以紧脉多主寒、主痛。

中篇　掌握技巧，关注细节

日常应用

1. 典型表现

A．恶寒、怕冷、发热但无汗、肢体疼痛酸重。

B．腹中冷痛、呕吐物较清稀、大便不成形、小便无色而长、怕冷、四肢手足发凉、面色苍白、舌淡苔白。

C．剧烈的疼痛。

2. 可能存在的健康问题

伤寒感冒、肝脾肿大等。

3. 治疗原则

由于外感风寒引起的紧脉，在治疗上应以辛温解表为治疗原则。常用的中药有麻黄、荆芥、防风、苏叶、生姜、葱白等。

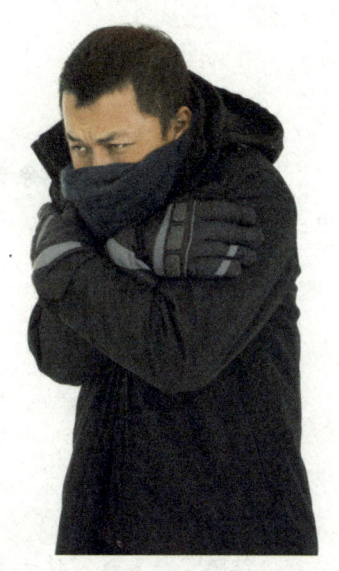

由于阳虚或寒凝经脉出现的怕冷、疼痛等，治疗上应以温经散寒为主，应该用一些热性的食物和中药进行调养。

剧烈的疼痛也会引起紧脉，而且可能会严重伤害机体的某些器官。因此，要注意辨清疼痛的原因，加以治疗。

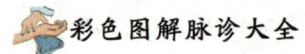

第十三章 结脉及相关脉

本章要说的这三种脉象都属于会出现歇止的脉象,即在脉搏跳动过程中,出现停跳的现象。

结脉:心动过缓

经典回顾

> 结脉,往来缓,时一止复来。
> ——《濒湖脉学》

现代解释

结脉表现为:脉搏跳动缓慢,在缓慢的节奏中会突然出现一次不规律的停跳(停跳后又能自行恢复),且停跳次数没有固定规律。

结脉特点

结脉特点	
脉位特点	寸、关、尺三部皆可见
脉形特点	脉势和缓
脉症特点	心气虚、脉气凝滞
脉管特点	紧张度不足

依据《脉经》来看，结脉的主要特点是脉来迟缓，且有不规则的歇止。就是在诊脉的过程中，可以感觉到指下脉搏跳动缓慢、速率较低的同时，指下有脉搏停跳感。

日常应用

1. 典型表现

心慌、心悸、怔忡等心肌缺血的症状；心胸部位及后背心脏反映区疼痛。

结脉示意图

2. 可能存在的健康问题

与心脏关系密切，冠心病、甲亢性心脏病、缺血性心脏病、风湿性心脏病等皆可见结脉。

3. 治疗原则

结脉的出现可能提示的是心脏出现了问题，也可能是由于身体一过性的代偿出现的。就比如当一个正常人过度劳累、大量酗酒或长时间熬夜、饮用浓茶或咖啡时就容易出现结脉。当人情绪激动时，中医讲"五志过极"，就是喜怒思悲恐的其中一种或几种情绪太过时，也有可能出现结脉。这些问题如果不是长时间持续的话，身体就可以在经过休息后，脉象恢复正常。

由心气不足引起的各种心脏病则要通过解除和降低心脏负压以及提升心脏阳气来进行治疗。而对那些由阴寒偏盛导致的脉气凝涩不通、身体运行缓慢，而出现的脉率降低，气结、痰凝、血瘀等积滞不去，导致的心阳被抑，心气失于宣畅，故脉来缓慢而时有一止。治疗应仍以温阳散寒为主，再根据引起郁滞的不同原因，针对性地采用疏肝解郁、行气散结、活血化瘀、祛痰散凝等疗法。

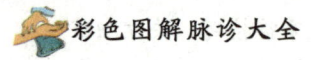

代脉：心律不齐

经典回顾

代脉，脉来动而中止，不能自还，因而复动。

——《伤寒论》

脉结者生，代者死。

——《脉经》

现代解释

当脉搏跳动时，会突然中途停止且无法自行恢复原有的节律，必须依赖其他脉气的推动才能重新开始跳动。

代脉特点

代脉特点	
脉位特点	寸、关、尺三部皆可见
脉形特点	脉来无力
脉症特点	心气衰
脉管特点	紧张度不足、充盈度不足

代脉的脉象特点是脉律不齐，也就是时快时慢的同时，还表现出有规则的歇止现象，脉搏停跳的时间比促脉、结脉都长，脉较无力且内容物不很充足。

用现代科学解释代脉，就是心脏出现了规则性的停止跳动，这个问题代表的是心脏出现了极大的功能问题甚至器质性问题，很可能会危及生命。

中篇　掌握技巧，关注细节

日常应用

1. **典型表现**

人即将死亡时心脏功能极度衰弱，以及跌打损伤等剧烈疼痛使脉搏出现一过性代脉，强烈的惊吓引发的恐惧甚至会导致人的死亡，这些情况都有可能出现代脉。

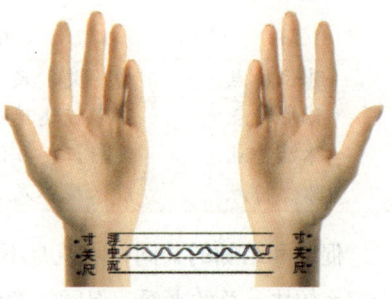

代脉示意图

2. **可能存在的健康问题**

心阳不足、心气极度衰微的心肌梗死，肿瘤晚期时患者的全身剧痛等。

3. **治疗原则**

对于一过性问题出现的代脉，应以培补心阳、安心养神为治疗原则。而心气极度衰微、人之将死的时候，应妥善安排好后续以及安抚心绪。

促脉：心动过速

经典回顾

> 促脉，来去数，时一止复来。
>
> ——《脉经》

现代解释

> 脉搏跳动急促，但在快速跳动中偶尔会出现无规律的停顿，停顿后又会继续跳动。

促脉特点

促脉特点	
脉位特点	寸、关、尺三部皆可见
脉形特点	脉来较迅速
脉症特点	实热证、积滞
脉管特点	紧张度不足、充盈度不足

促脉和结脉的共同特点就是不规则歇止且歇止时间较短。促脉的脉搏跳动频率较快，总的来看，促脉就像数脉中夹杂着不规则歇止，歇止时间很短。

日常应用

1．典型表现

心动过速、心慌、胸闷、胸中疼等。

2．可能存在的健康问题

引起促脉的原因最主要的是热盛伤阴。热盛时，人体气血加速运行代谢，脉搏跳动也会加快，时间长了以后，就会损伤心气，耗损心阴，导致脉气衔接不流畅，而见不规则的停跳，这个原因多见于躁狂症以及各种肿瘤等。

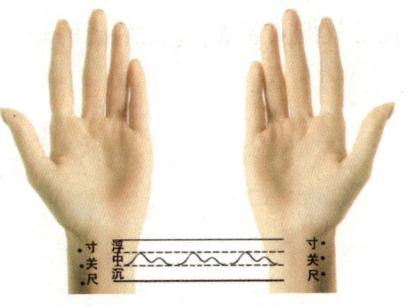

促脉示意图

还有一些有形积滞阻碍脉气运行而见脉出现不规则停跳，比如气滞、血瘀、痰饮、食积等，都有可能导致脉气无法接续。

3．治疗原则

对于实热伤阴出现的促脉，治疗当以驱毒散热、滋阴补肾为主，这时就要针对不同的病因处以不同的治疗方案。由于气滞导致的应行气解郁，由于血瘀导致的应活血消瘀，由于痰饮导致的应化痰消饮，由于食积导致的应消食化积。

下篇

学以致用，勇于实践

第一章 肺系疾病

咳嗽

什么是咳嗽

咳嗽是由于外界刺激,例如天气变化、病毒与细菌侵袭、人体免疫力低下等因素导致肺的正常宣发肃降功能异常。肺气不利,临床主要以咳嗽、咳痰为主要症状表现,按痰的颜色可以分为黄痰和白痰,按发病原因可以分为外感咳嗽和内伤咳嗽,在治疗时需要分辨清楚。

咳嗽多发于气候突变之际,例如节气的转变、突然降温升温等。外感咳嗽的主要特点为起病急,发作迅速,并伴有体温升高、打寒战等表现;外感咳嗽的病情一般小于1个月。内伤咳嗽是因外感引起,后续因自身抵抗力差而反复发作;内伤咳嗽病程绵长,时间久则会出现肺气虚,并伴有喘息。

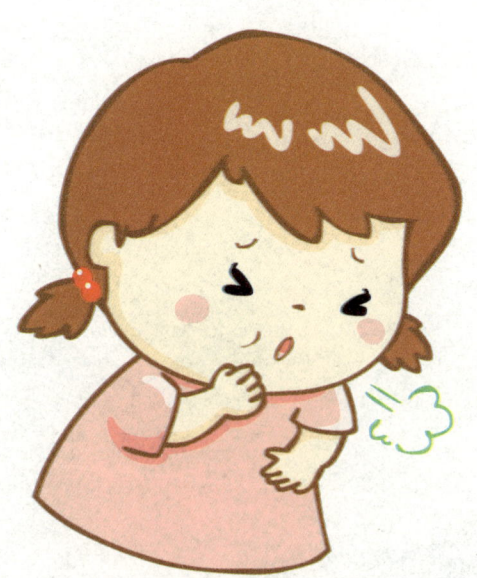

西医诊断

急性、慢性气管炎或支气管炎，上呼吸道感染，肺炎等以咳嗽为主症者。

脉象特征

脉象特征

脉象	病因	症状
浮或浮紧	风寒袭肺	咽痒、咳嗽声重、气急、咳痰稀薄色白，常伴见鼻塞、流清涕、头痛、肢体酸楚、恶寒、发热、无汗等表证，舌苔薄白
浮数或浮滑	风热犯肺	咳嗽频剧、气粗或咳声嘶哑、喉燥咽痛、咳痰不爽、痰黏稠或稠黄、咳时汗出，常伴鼻流黄涕、口渴、头痛、肢体酸楚、恶风、身热等表证，舌苔薄黄
濡数	痰湿蕴肺	咳嗽反复发作、咳声重浊、胸闷气憋，尤以晨起咳甚，痰多，痰黏腻或稠厚成块，色白或带灰白色，痰出则憋减咳缓
弦滑	肝火犯肺	上气咳逆阵作、咳时面赤、咽干口苦，常感痰滞咽喉而咳之难出、量少质黏或如絮条状、胸胁胀痛、咳时引痛。症状可随情绪波动而增减，舌质红或舌边红，苔薄黄而少津
细数	肺阴亏耗	干咳、咳声短促或痰中带有血丝、低热不退、午后颧红、盗汗、口干，舌质红少苔

中医治疗

（一）急性支气管炎

疾病特点：起病快、病程短，多发生在气温突变之际，人们因不注意保暖，吹风受凉后突发咳嗽、咳痰等症状，在临床中以实证居多。

治疗方法及注意事项：治法以疏散外邪、宣通肺气为主，但要注意绝对不可以使用苦寒收涩镇咳药，如此时使用板蓝根、大青叶、黄芩、黄连之类的药物，会导致邪气被"冻住"，无法顺利排出去，中医称作"闭门留寇"。临床多以止嗽散加减治疗，能收到满意疗效。

止嗽散加减用药：桔梗9克，白前9克，紫菀9克，炙百部9克，荆芥6克，陈皮6克，甘草3克。证属风寒袭肺者，如咳出的痰是白色的，发热恶寒，不口渴，加防风、苏叶各9克，生姜3克；证属风热犯肺者，如咳出的痰是黄色的，口干口渴，发热，微微恶寒，加桑叶9克、菊花9克、牛蒡子9克、薄荷6克（后下）、芦根15克。

（二）肺炎

疾病特点：主要症状包括咳嗽、咳痰、发热、全身酸痛、乏力、食欲不振、恶心呕吐、呼吸急促等。本病因感受风热或感染病毒而起，故病势较急。临床多针对特异的病原和肺部炎症的病理变化进行治疗。

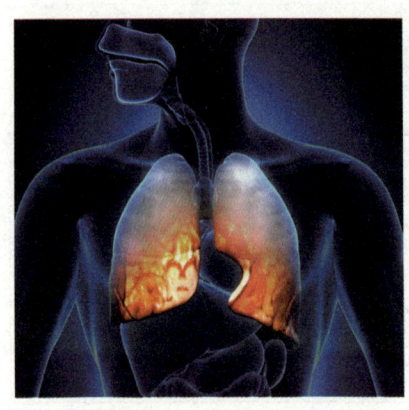

治疗方法：清热解毒、抗菌消炎，使用苦寒清热药，如金银花、连翘、鱼腥草、大青叶、板蓝根、穿心莲、黄芩、芦根等。其中金银花、连翘味苦微寒，可以透热外出，消痈散结；芦根及苇茎可通利小便，使热从小便去；若发热严重可加入鱼腥草、大青叶、板蓝根、穿心莲、黄芩清热解毒。每剂每味药可用大剂量60～90克，以缩短发热的时间，增强抗菌消炎效果。如出现持续

下篇　学以致用，勇于实践

高热不退，乃至惊厥等症状，应立即前往医院，以免贻误病情。

中成药参考

患者咳痰颜色偏白：通过痰的颜色可判断寒证和热证，白痰多表示寒证，治疗以解表散寒、燥湿化痰为主。主选方剂二陈丸和宣通理肺丸。

二陈丸

成分：陈皮、半夏、茯苓、甘草。

功效：燥湿化痰，理气和胃。

适应证：咳嗽痰多，色白易咳，胸部满闷，呼吸困难，恶心呕吐，食欲不振，舌淡红苔白等。若平素体胖、咳嗽气喘、痰多，苔白腻，二陈汤合用三子养亲汤；舌苔黄腻者合用二妙丸。

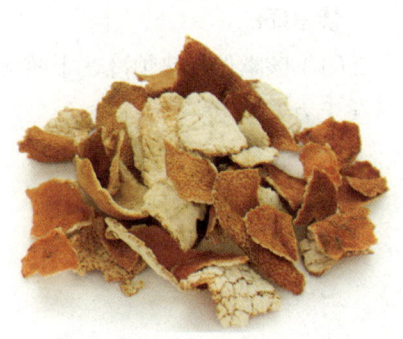

禁忌证：

（1）不适用于咳黄痰的咳嗽。

（2）儿童、哺乳期妇女、孕妇、年老体弱者应在医师指导下服用。

宣通理肺丸

成分：紫苏叶、前胡、桔梗、苦杏仁、麻黄、甘草、陈皮、半夏（制）、茯苓、枳壳（炒）、黄芩。

功效：散寒解表，宣肺止咳。

适应证：嗓子痒，咳吐白痰，发热怕冷，鼻塞，流清涕，头痛，全身无汗，舌淡红苔薄白。

禁忌证：

（1）不适用于口干口苦，痰黄而黏，口渴心烦，手足心发热的咳嗽。

（2）本药含有麻黄，高血压、心脏病、青光眼等疾病患者，应在医师指导下服用，运动员慎用。

患者咳痰颜色偏黄：咳痰颜色为黄色，代表内里已经化热，可选用橘红丸、射麻口服液、鲜竹沥、蛇胆川贝液、川贝枇杷露。

橘红丸

成分：化橘红、陈皮、制半夏、茯苓、甘草、桔梗、苦杏仁、紫苏子（炒）、紫菀、款冬花、栝楼皮、浙贝母、地黄、麦冬、石膏。

功效：清肺化痰，润肺止咳。

适应证：咳嗽，痰多，黏稠色黄，发热，咳声重浊，胸部满闷，呼吸不畅，口干口渴，便秘，舌红苔黄腻。

禁忌证：

（1）咳嗽伴发热怕冷、干咳无痰、咳痰无力者慎用。

（2）长期慢性腹泻者慎用。

（3）糖尿病患者慎用。

（4）孕妇慎用。

射麻口服液

成分：射干、麻黄、胆南星、石膏、桑白皮（蜜炙）、莱菔子（炒黄）、苦杏仁、白前、黄芩、五味子（醋蒸）。

功效：化痰理气，清热止咳。

适应证：咳嗽痰多，色黄，质地黏稠，胸闷憋气，气喘痰鸣，苔黄或苔白，舌质红。

禁忌证：

（1）本药中含有莱菔子，莱菔子会削弱人参药性，故本药不可与人参类药物同服。

（2）不适用于咳喘怕风、汗出、气短、疲倦乏力、怕冷等的咳嗽。

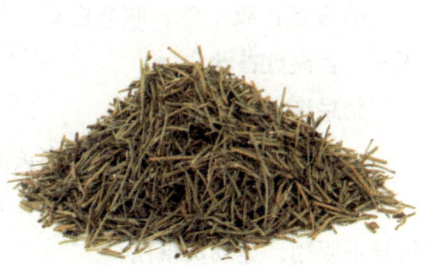

（3）高血压、心脏病患者禁用。

（4）孕妇禁用。

鲜竹沥

成分：鲜竹子加热后沥出的液体。

功效：清热化痰，养阴生津。

适应证：适用于痰热壅肺、痰迷中风、肺热咳嗽、扁桃体发炎、慢性咽炎、口腔溃疡等病，症见发热咳嗽，痰黄质黏，舌红、脉滑数。伴高热、痰多时，搭配羚羊清肺丸、清开灵。

禁忌证：

（1）本品性寒，仅适用于热证，如出现痰稀色白、舌淡黯则不可单独使用。

（2）素体脾胃功能弱，食欲差，吃凉的食物会腹痛腹泻，大便不成形者慎用。

（3）有糖尿病、高血压、心脏病、肝病、肾病等慢性严重疾病患者，应在医师指导下服用。

蛇胆川贝液

成分：蛇胆汁、平贝母，辅料为杏仁水、蔗糖、蜂蜜、薄荷脑、苯甲酸、羟苯乙酯。

功效：祛风止咳，散结化痰。

适应证：适用于急慢性支气管炎、扁桃体炎、慢性咽炎、口疮等，症见咳嗽气喘，呼吸粗大，痰黄黏稠、不易咳出，发热、咽痛，舌红苔黄。

禁忌证：

（1）不适用于咳嗽伴发热怕冷、痰多色白、舌淡黯、腹胀满、大便溏者。

（2）本品性味寒凉，脾胃虚寒者、孕妇、糖尿病患者慎用。

川贝枇杷露

成分：川贝母、枇杷叶、百部、前胡、桔梗、桑白皮、薄荷脑。

功效：降气止咳，化痰理气。

适应证：适用于风热感冒、痰热咳嗽、干咳痰少等症状。

禁忌证：

（1）寒证、胸腹胀满、痰多色白者慎用。

（2）糖尿病患者、孕妇、体质虚寒者慎用。

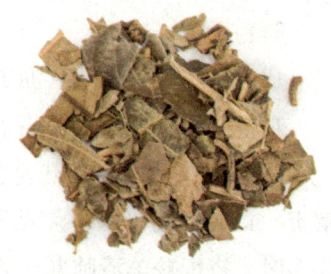

哮 证

什么是哮证

哮证是因人体平素运化不动体内水湿，水湿久停，就像一潭死水存在肺中，一旦遭受外界刺激，体内痰浊上犯，阻塞气道，进而导致肺气宣发肃降失常，气道挛急，气喘伴随喉中有痰鸣音的疾病。主要表现是喉咙中有哮鸣音，类似拉风箱的声音，呼吸急促困难，严重者喘息不能平卧。

西医诊断

支气管哮喘、哮喘型支气管炎。

脉象特征

脉象特征

脉象	病因	症状
浮紧	风寒束肺	呼吸急促，喉中哮鸣有声，胸部紧闷，咳痰稀薄色白；兼有头痛，恶寒，或伴发热，口不渴，无汗；舌苔薄白而滑
弦滑	痰气互结	呼吸急促，喉中哮鸣有声，胸闷胁胀，咳嗽痰多，痰白黏腻或呈泡沫状，短气喘促，端坐而不得平卧，舌苔白滑

续表

脉象	病因	症状
滑数	痰热壅肺	呼吸急促，喉中哮鸣有声，喘息气粗，胸部紧闷，痰多黏稠色黄；烦躁不安，身热有汗，渴喜冷饮，面红，咽干，便秘；舌质红、苔黄腻
弱或细软	肺脾气虚	平素食少脘痞，大便不实，腹泻便溏，自汗畏风，常易感冒，每因气候变化或饮食不当而诱发，气短声低，倦怠无力，咳痰清稀；舌质淡、苔薄白或薄腻
沉细数	肺肾阴虚	口咽干燥，痰少而黏，五心烦热，动则喘促，舌质红、苔少
微欲绝	阳气暴脱	吐泻不止，神倦气短，面色青紫，汗出如油，四肢厥冷，呼吸微弱，舌质紫、苔白滑

中医治疗

支气管哮喘

疾病特点：病程缠绵，遇节气变换易复发。

治疗方法及注意事项：扶正固本，降气化痰。

中成药参考

苏子降气汤

成分：紫苏子（炒）、厚朴、前胡、甘草、姜半夏、陈皮、沉香、当归。

功效：降气化痰，行气活血。

适应证：适用于咳嗽痰多，痰黏稠易咳，气短喘促，呼吸困难，喉中痰鸣，重则不能平卧，胸膈满闷的哮喘、喘息性支气管炎。

禁忌证：

（1）本品性温，阴虚火旺、舌红无苔者忌用。

（2）服药期间，不吃低于体温的食物和饮品，不吃油腻的食物，注意保暖。

（3）肺肾两虚的虚咳、痰热喘促等症均不适用。

蛤蚧定喘丸

成分：蛤蚧、栝楼子、麻黄、石膏、黄芩、黄连、炒苦杏仁、炒紫苏子、紫菀、百合、麦冬、醋鳖甲、甘草、煅石膏。

功效：宣肺定喘，养阴化痰。

适应证：适用于哮喘、喘息性支气管炎及阴虚火旺的肺部疾病，症见干咳无痰，口渴，易出汗，睡觉时出汗多，食欲减退，舌质红苔薄黄。若咳嗽气喘，怕冷怕风，痰多清稀，可合用固肾定喘丸；若出汗格外多，饮食减退，与童康片同用，可固表止汗；若气喘、心慌短气严重，可合用黑锡丹，补肾下气。

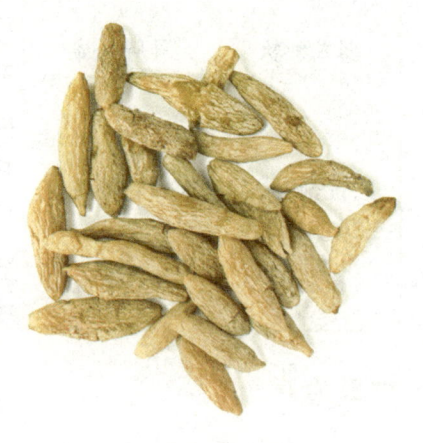

禁忌证：

（1）新发咳嗽慎用。

（2）本品成分含有麻黄，心脏病、青光眼、高血压患者慎用。

（3）儿童、孕妇及脾胃虚寒者慎用。

固肾定喘丸

成分：熟地黄、黑附片、牡丹皮、牛膝、盐补骨脂、砂仁、车前子、茯苓、盐益智仁、肉桂、山药、泽泻、金樱子肉。

功效：温阳补脾，利水消肿，纳气定喘。

适应证：适用于慢性支气管炎、支气管哮喘缓解期、肺气肿，症见气短，活动后喘,四肢末梢凉,颜面浮肿,下肢肿胀。本药宜饭前或空腹服用。

禁忌证:

(1)本品辛温药居多,不适用于干咳无痰或痰多色黄、呼吸急促者。

(2)不宜与清热泻火药同用。

(3)孕妇禁用,素体阴虚火旺者慎服。

肺 胀

什么是肺胀

肺胀是因多种慢性肺系疾病持久不愈,反复发作导致肺、脾、肾等脏器的长期损耗,进而导致肺部功能下降,肺气虚损,气机壅滞,呼吸不畅。

典型的症状包括胸闷咳逆、胸部胀满、心慌、心悸、烦躁痰多,以咳、痰、喘、胀为主。

西医诊断

慢性阻塞性肺气肿。

脉象特征

脉象特征

脉象	病因	症状
弦滑	痰瘀阻肺	咳嗽痰多,色白或呈泡沫状,喉间痰鸣,喘息不能平卧,胸部膨满,憋闷如塞,面色灰白而暗,唇甲发绀,舌质暗或暗紫,舌下脉络增粗,苔腻或浊腻
滑数	痰热郁肺	咳逆喘息气粗,胸满烦躁,目睛胀突,痰黄或白、黏稠难咳,或发热微恶寒,溲黄便干,口渴欲饮,舌质暗红、苔黄或黄腻

续表

脉象	病因	症状
浮紧	外寒内饮	咳逆喘满不得平卧，气短气急，痰白稀或呈泡沫状，胸部膨满，口干而不欲饮，周身酸楚、恶寒，面色青暗，舌体胖大，舌质暗淡、苔白滑
沉细无力或结代	肺肾气虚	呼吸浅短难续、咳声低怯、胸满短气，甚则张口抬肩、倚息不能平卧，痰白如沫、咳吐不利，心慌不安，形寒汗出，面色晦暗，舌质淡或紫黯，舌苔白润

中成药参考

小青龙汤合剂

成分：麻黄、桂枝、白芍、干姜、细辛、炙甘草、法半夏、五味子。

功效：解表散寒，温肺化饮。

适应证：适用于外寒内饮类型的肺胀，症见体温升高，体表无汗，怕冷，咳喘不能平卧，痰多，呈泡沫样白痰，鼻塞流清涕，头痛身疼，舌淡红、苔白滑。

禁忌证：

（1）本品所含干姜、细辛、桂枝是辛温之品，内热咳嗽、阴虚咳嗽者禁用，如出现身热面赤，呼吸急促，出汗多，口干口渴，痰黄黏稠，大便干结、排出不畅，小便短赤，舌红苔黄等症状，本品都不适合。

（2）本品麻黄用量较大，高血压、心脏病、糖尿病、肾病、肝病、青光眼患者应在医师指导下使用，运动员慎服。

肺　痈

什么是肺痈

肺痈是由于热毒在肺内堆积，就像灶台里的柴火持续加热，导致肺内温度升高，热盛腐蚀肺叶，进而化脓肉腐。临床症状包括咳嗽、胸痛、高热，咳出的痰有腐败腥臭的气味，甚至会有脓和血的颜色。

西医诊断

肺脓肿。

脉象特征

脉象特征

脉象	病因	症状
浮数而滑	风热犯肺	发热微恶寒，咳嗽，咳黏液痰或黏液脓性痰，痰量由少渐多，咳时尤甚；呼吸不利，口干鼻燥，舌苔薄黄或薄白
滑数	痰热蕴肺	身热较甚，时时振寒，继则壮热不寒，汗出烦躁，咳嗽气急，胸满作痛，转侧不利，咳吐浊痰，呈黄绿色，自觉喉间有腥臭味，口干咽燥，舌质红、苔黄腻

续表

脉象	病因	症状
滑数或数实	脓毒蕴积	咳吐大量脓血痰，或如米粥汤，腥臭异常，有时咳血，胸中烦满而痛，甚则气喘不能平卧，身热面赤，烦渴喜饮，舌质红、苔黄腻
细或细数无力	正虚邪恋	身热渐退，咳嗽减轻，咳吐脓血逐渐减少，臭味亦减，痰液转为清稀，精神逐渐振作，食欲转好，或见胸胁隐痛，气短，自汗盗汗，心烦，口干咽燥，面色不华，形瘦神疲，舌质红或淡红、苔薄

中成药参考

苇茎汤

成分：苇茎、薏苡仁、桃仁、冬瓜子。

功效：清热化痰，活血排脓。

适应证：适用于肺热咳嗽，胸痛咳痰，痰有脓血或有腥臭味，心中隐痛，舌红苔黄腻，脉细数。

禁忌证：

本品药物偏凉，若患者是寒证则不适用，例如咳吐白痰、怕冷怕风等。

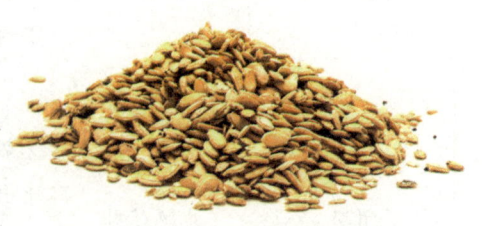

肺　痨

什么是肺痨

肺痨主要是因人体抵抗力差、正气虚弱，或感染痨虫，痨虫侵蚀肺脏所导致的一种可传染的消耗性疾病。临床症状主要有干咳无痰、潮热盗汗、咳血等。

西医诊断

肺结核。

脉象特征

脉象特征

脉象	病因	症状
细数	阴虚火旺	呛咳气急，痰少质黏，或吐黄稠痰、痰量多，时时咳血、血色鲜红，午后潮热、骨蒸、五心烦热、颧红，盗汗量多、口渴心烦、失眠，急躁易怒，或胸胁掣痛，男人可见遗精，妇女月经不调，形体日渐消瘦，舌红而干、舌苔薄黄或剥脱
微细而数或虚大无力	阴阳两虚	咳逆喘息少气，咳痰色白或夹血丝、血色黯淡，潮热，自汗，盗汗，声嘶或失声，面浮肢肿，心慌，肢冷，或见五更泄泻，口舌糜烂，大肉尽脱，男人滑精、阳痿，妇女经少、经闭，舌质淡紫、光而少津

续表

脉象	病因	症状
细弱而数	气阴耗伤	咳嗽无力、气短声低、痰清稀色白，偶或夹血或咳血、血色淡红，午后潮热，伴有畏风、怕冷、自汗与盗汗，纳少神疲，大便溏薄，面白无华，两颧发红，舌质光淡，边有齿痕、苔薄
涩	瘀阻肺络	咳嗽，咳血不止、血色黯，有血块，胸痛如刺，午后或夜间发热，肌肤甲错，面色黧黑，身体消瘦，舌黯或有瘀点、瘀斑

中医治疗

艾灸疗法：取肺俞、膏肓俞、肾俞、百劳、大椎、风门、三阴交、尺泽、太溪为主穴。温和灸，艾条火头距离穴位3厘米左右，使火力温和缓慢透入深层，皮肤温热无灼痛感。每次选4～5穴，每穴灸10～15分钟，至皮肤稍起红晕即可。每日1次，5～7次为1个疗程。

耳穴疗法：选择肺、脾、肾、神门穴，可采用毫针刺穴、耳穴压豆法。

拔罐疗法：取肺俞、膻中、三阴交，每次留罐15～30分钟，每日1次，12次为1个疗程。

中成药参考

养阴清肺丸

成分：地黄、麦冬、玄参、川贝母、白芍、牡丹皮、薄荷、甘草。

功效：养阴润肺。

适应证：咽喉干痛，干咳少痰，痰中带血，阴虚肺燥。

禁忌证：

（1）咳嗽发热，怕冷，痰多色白，大便溏稀，胸闷腹胀者慎用。

（2）孕妇慎用。

百合固金口服液

成分：百合、地黄、熟地黄、麦冬、玄参、川贝母、当归、白芍、桔梗、甘草。

功效：养阴润肺，止咳化痰。

适应证：干咳少痰，痰中带血，咳声嘶哑，午后自觉发热出汗，口燥咽干，舌红少苔。

禁忌证：

（1）脾胃虚弱，纳呆，肚子易胀，大便不成形者慎用。

（2）糖尿病患者禁用。

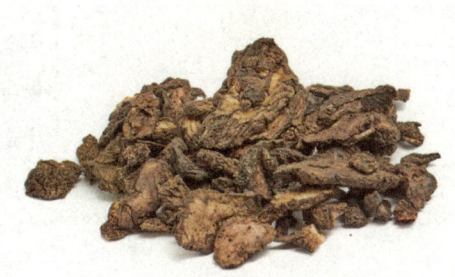

肺 癌

什么是肺癌

肺癌是由于人体正气虚衰、外邪入侵、痰浊内停、气血运行不畅，进而导致肺的功能失常的一类恶性疾病。主要症状包括咳嗽、咳痰带血、呼吸不畅、气急、食欲不振、身体消瘦等。

西医诊断

原发性支气管肺癌。

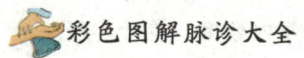

脉象特征

脉象特征

脉象	病因	症状
细弦或细涩	气滞血瘀	咳嗽不畅，胸闷气憋，胸痛有定处，如锥如刺，或痰色黯红，口唇紫黯，舌质黯或有瘀点、瘀斑，舌苔薄
弦滑	痰湿蕴肺	咳嗽，有痰，气憋，痰质黏稠，痰白或黄白相间，胸闷胸痛，纳呆，大便溏薄，神疲乏力，舌质黯、苔白黄腻或黄厚或黄厚腻等
细数或数大	阴虚毒热	咳嗽无痰或少痰，或痰中带血，甚则咳血不止，胸痛不已，心烦少寐，低热盗汗，或热势壮盛，久而不退，口渴口干，大便干结，舌质红、苔薄黄

下篇 学以致用,勇于实践

第二章 脾胃疾病

胃 痛

什么是胃痛

胃痛是指上腹部出现的疼痛,主要由于外界环境变化大,自身饮食不注意,暴饮暴食或长期吃饭不规律,酗酒或情绪因素刺激,心情抑郁或过于生气等,导致人体自身的气机运行不畅,从而出现的胃部症状。

西医诊断

急慢性胃炎、消化性溃疡、胃痉挛、胃下垂、胃黏膜脱垂症、胃神经官能症等疾病。

脉象特征

脉象特征

脉象	病因	症状
弦	肝气犯胃	胃脘胀满,脘痛连胁,胸闷嗳气,喜长叹息,大便不畅,得嗳气、矢气则舒,遇烦恼郁怒则痛,舌质淡、苔薄白
滑	饮食停滞	胃脘疼痛,胀满拒按,嗳腐吞酸或呕吐不消化食物,其味腐臭,吐后痛减,不思饮食,大便不爽,得矢气及便后稍舒,舌苔厚腻

179

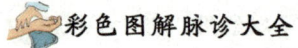

续表

脉象	病因	症状
弦紧	寒邪客胃	胃痛暴作，恶寒喜暖，得温痛减，遇寒加重，口淡不渴，或喜热饮，舌质淡红或红、苔薄白
弦数	肝胃郁热	胃脘灼痛，痛势急迫，心烦易怒，胃中泛酸嘈杂，口干口苦，舌质红、苔黄
滑数	湿热中阻	胃脘疼痛，嘈杂灼热，口干口苦，渴不欲饮，头重如裹，身重肢倦，纳呆恶心，小便色黄，大便不畅，舌质淡红、苔黄腻
弦涩	瘀血停滞	胃脘疼痛，如针刺、似刀割，痛有定处，按之痛甚，痛时持久，食后加剧，入夜尤甚，或见吐血、黑便，舌质紫黯或有瘀斑
细数	胃阴亏虚	胃脘隐隐灼痛，似饥而不欲食，口燥咽干，五心烦热，消瘦乏力，口渴思饮，大便干结，舌红少津
虚弱无力	脾胃虚寒	胃痛隐隐，绵绵不休，喜温喜按，空腹痛甚，得食则缓，劳累或受凉后发作或加重，泛吐清水，神疲纳呆，四肢倦怠，手足不温，大便溏薄，舌质淡、苔白

中医治疗

（一）急性胃肠炎

疾病特点：本病多发生于夏季，多因夏季饮食不洁，误食变质腐败食物，或者夏季贪凉，食用大量冷饮后发病，有明显诱因。主要症状有明显受寒表现，怕冷喜暖、发热头痛、呕吐大量清水、腹中冷痛、腹泻等。

治疗方法及注意事项：受寒症状明显可使用辛温芳香之品，常服用藿香正气水。若呕吐、腹泻过度导致水液丧失过多，应注意补液保暖。

（二）胃、十二指肠溃疡

疾病特点：本病多因长期饮食不规律、过度疲劳导致，表现为抵抗力下降，气血失调，脾胃运化无力。

治疗方法及注意事项：本病多见脾胃虚寒，治疗时应以温补脾阳、补益中焦为主，可以使用良附丸或理中丸。如果患者出现呕吐，可以在服药之前用生姜汁或生姜擦拭舌面。如果患者是虚寒型的胃痛，需要在服药前将药物加热至高于体温，且宜在疼痛发作前服用。如果患者是虚热型的胃痛，药物的温度则不宜过高，需要凉服。

中成药参考

（一）胃部冷痛，喜温喜按

藿香正气散

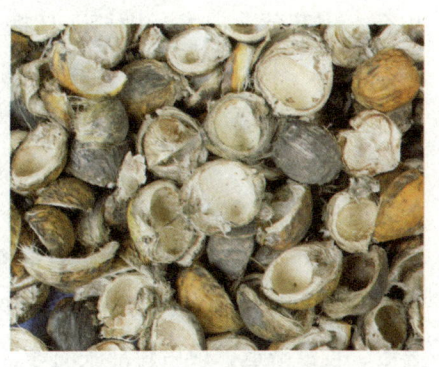

成分：陈皮、苍术、厚朴（姜制）、白芷、茯苓、大腹皮、生半夏、广藿香油、紫苏叶油、甘草浸膏。

适应证：外感风寒，腹痛头痛，呕吐清水。

禁忌证：

（1）不适用于风热感冒，症见口干口渴、发热、鼻干咽干、咽喉肿痛、大便干结等。

（2）本品含有40%～50%的酒精，酒精过敏者、过敏体质者禁服，服药后不得驾驶车船，不可从事高空作业、机械作业及精密仪器操作。

（3）本品治疗外感，不可和滋补药同时服用，否则会阻碍药物的作用。

良附丸

成分：高良姜、醋香附。

功效：温胃散寒，理气止痛。

适应证：用于治疗受寒或饮冷所致的寒凝气滞，胃痛呕吐，胸满腹胀等。可用生姜红糖水送服。

禁忌证：

（1）本品性温，热证及阴虚火旺者禁用，如症见胃部灼烧感、呕吐酸水、大便秘结、舌红苔黄腻则不适用。

（2）有高血压、心脏病、肝病、肾病、糖尿病等慢性疾病者，需在医师指导下使用。

（3）孕妇、哺乳期妇女、儿童、年老体弱者需在医师指导下使用。

温胃舒颗粒

成分：党参、附子、黄芪、肉桂、山药、肉苁蓉、白术、山楂、乌梅、砂仁、陈皮、补骨脂。辅料有蔗糖、糊精。

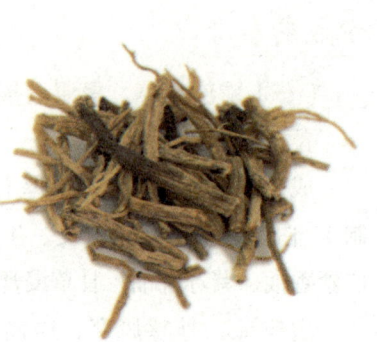

功效：温中助阳，扶正固本，行气止痛。

适应证：适用于慢性胃炎、消化性溃疡、慢性萎缩性胃炎，症见胃部冷痛，遇寒加重，得温则减，嗳气打嗝，倦怠怕冷，四肢厥逆，口淡不渴，乏力喜卧，食欲减退，饭后胃部胀闷等。

禁忌证：

（1）若出现胃脘胀痛，口苦口干，呕吐酸水，大便黏稠、排出不畅、气味臭秽，舌红苔黄腻则不适用。

（2）本品辛温大热、活血动血，孕妇慎用。

（3）有出血症状者慎用。

（二）胃部虚寒

理中丸

成分：党参、炮姜、土白术、炙甘草。

功效：温中散寒，健脾和胃。

适应证：

（1）适用于胃脘部隐痛，喜温喜按，大便溏稀，口不渴，畏寒肢冷，舌淡苔白润，呕吐清水等。

（2）脾胃虚寒导致的胸痹。

（3）阳虚失血，主要因素体虚寒，阳气不足，固摄能力不足，导致便血，吐血，月经量大且颜色暗淡、质地偏稀。

（4）如果呕吐清水、手足凉的症状有所改善的话，可以改用香砂养胃丸巩固疗效。

禁忌证：

（1）本品温热，不适用于阴虚内热的患者，不宜与祛湿清热、滋补养阴的药物合用。

（2）本品中含有甘草，不可以和含有海藻、大戟、甘遂、芫花的药物合用。

附子理中丸

成分：制附子、党参、白术（炒）、干姜、甘草。辅料为蜂蜜。

功效：温中健脾。

适应证：

（1）本品适用于脾胃虚寒导致的消化能力差，胃脘隐隐作痛，喜饮热饮，怕冷，遇寒后胃痛加重或大便溏稀，大便中有未消化的食物，口淡不渴，四肢冰凉，面色淡，舌淡。

（2）若排泄物为清水，肠鸣音亢进，可合用五苓散。

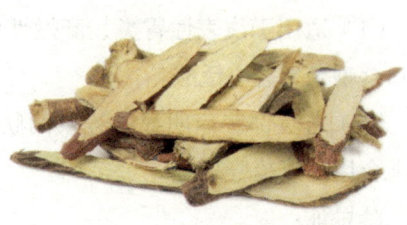

禁忌证：

（1）孕妇、哺乳期妇女、儿童慎用。

（2）平素体质偏阳虚、阴虚的患者不宜使用，感冒发热患者慎服。

(3)本品中含有附子，附子与半夏性反，用药前需注意不要与含有半夏的药品同用。

香砂养胃丸

成分：木香、砂仁、白术、陈皮、茯苓、半夏、醋香附、枳实、豆蔻、姜厚朴、广藿香、甘草、生姜、大枣。

功效：温中和胃，行气止痛。

适应证：胃部不适，似有饥饿感，泛酸呕吐，倦怠乏力，口中无味，舌淡苔白。

禁忌证：

（1）本品含有甘草，不可与甘遂、大戟、芫花、海藻制剂同用。还含有半夏，不可与乌头、附子制剂同用。

（2）如果出现手足心热、口渴、夜间盗汗、舌红少苔的阴虚表现，则不宜使用本品。

（3）孕妇、糖尿病患者慎用。

（三）胃部热痛

三九胃泰

成分：三叉苦、九里香、广木香、茯苓、白芍、生地黄、两面针、黄芩等。

功效：清热祛湿，理气止痛。

适应证：

（1）适用于浅表性胃炎、糜烂性胃炎、萎缩性胃炎，症见上腹部隐痛，心口窝嘈杂，恶心泛酸。

（2）若胃部胀痛明显，连及两胁，喜欢叹气，可与气滞胃痛颗粒、逍遥丸合用，以疏肝理气。

禁忌证：

（1）忌情绪激动，忌油腻、生冷、黏腻的食物，忌辛辣、刺激的饮品和食物。

（2）寒凝型腹痛和虚寒型腹痛不适用。

养胃舒颗粒

成分：党参、陈皮、黄精、山药、玄参、乌梅、山楂、北沙参、干姜、菟丝子、白术。辅料为糊精和蔗糖。

功效：滋阴养胃，行气解郁。

适应证：

（1）本品适用于阴虚胃热型的胃痛，症见胃部灼热，手足心热，心烦口渴，泛酸嗳气，消瘦乏力，大便干结，小便黄、有异味，舌红少苔。

（2）胃部疼痛如针刺，可与活血化瘀的药物合用，如摩罗丹。

禁忌证：

（1）孕妇慎用。

（2）湿热型胃痛不宜单独使用本品，主要表现为恶心，胃部灼痛，大便黏腻，舌黄苔腻。

（四）气滞胃痛

气滞胃痛颗粒

成分：柴胡、延胡索、枳壳、香附、白芍、炙甘草。辅料为蔗糖和糊精。

功效：疏肝理气，和胃止痛。

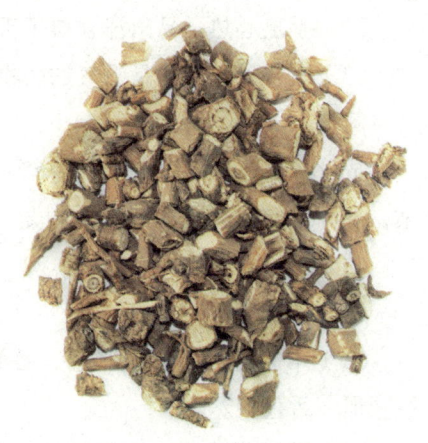

适应证：适用于肝郁气滞型的胃痛，症见胃脘胀痛，痛无定处，痛引两胁，生气和情绪激动时加重，胸闷不舒，嗳气、排气后减轻，舌红苔薄白，舌边有肝郁线。若胃痛严重，痛如针刺，位置固定，舌质暗、有瘀斑，可与金佛止痛丸合用。

禁忌证：

（1）本品内含白芍，与藜芦性反，故与骨科三七血伤宁胶囊、神州跌打丸不能合用。

（2）本品中含甘草，与海藻、大戟、甘遂、芫花不能同用。

（3）本品活血行气之品，孕妇慎用。

木香顺气丸

成分：木香、砂仁、醋香附、槟榔、甘草、陈皮、厚朴、枳壳（炒）、苍术（炒）、青皮（炒）、生姜。

功效：行气止痛，化湿和胃。

适应证：

（1）本品适用于湿浊阻滞、脾胃不和导致的胃部疾病，症见恶心呕吐，胃部胀满，食欲减退，嗳气，口淡不渴，舌淡苔白腻。

（2）若症状兼见口干口苦、恶心泛酸、腹部急痛、胃中嘈杂有饥饿感，可与健胃愈疡片和四方胃片合用。

禁忌证：

（1）本品药物偏热，若出现胃脘灼痛，情绪激动时加重，舌苔黄腻，口苦口臭则慎用。

（2）手足心热、易出汗、口干舌燥的阴液亏虚者慎用。

（3）厚朴、枳实均是下气的药物，孕妇应慎用本品。

摩罗丹

成分：百合、茯苓、玄参、泽泻、乌药、麦冬、当归、茵陈、白芍、延胡索、石斛、九节菖蒲、川芎、鸡内金、三七、白术、地榆、蒲黄。辅料为蜂蜜。

功效：滋阴通络，和胃降逆。

适应证：

（1）本品适用于胃脘胀满，嗳气呕吐，泛酸烧心，饭后胃部不适，食欲减退，舌色淡。

（2）若胃部冷痛，喜温喜按，偏好热饮，大便偏稀等症状突出，可与理中丸合用。

禁忌证：

（1）本品中含有白芍，白芍与藜芦不能同用。含藜芦的药物包括神州跌打丸、三七血伤宁胶囊、妇科千金片等。

（2）湿热中阻型的胃痛不适用本品，表现为胃部灼热，口干口苦，口渴但喝水不解渴，饭后胃部不适，口中异味，嘴里黏腻，小便色黄异味，大便臭秽，排便自觉未排净，舌红苔黄腻。

（3）孕妇慎用。

香砂枳术丸

成分：木香、砂仁、白术、麸炒枳实。

功效：行气消痞，健脾开胃。

适应证：

（1）适用于食欲减退，胃部胀满，喜嗳气，嗳气后舒服、胀满的感觉可以改善，饭后腹胀，大便稀或者不成形。

（2）情绪抑郁或者生气时易发作，可与逍遥散合用。

禁忌证：

（1）本品中枳实下气破气，孕妇慎用，易造成孕妇流产。

（2）阴虚火旺者慎用，表现为大便干，口干口渴，手足心热，心烦失眠，舌红少苔等。

痞　满

什么是痞满

痞满多是由于脾胃虚弱、情志抑郁导致中焦气机运行不畅，中焦升降失常，进而引起胸腹之间满闷不舒的一种状态。临床可见腹部按之柔软，触之无异常，但是患者自我感觉腹部胀满不适。

西医诊断

慢性胃炎、胃神经官能症、胃下垂、消化不良等。

脉象特征

脉象特征

脉象	病因	症状
滑数	邪热内陷	胃脘痞满，灼热急迫，按之满甚，心中烦热，咽干口燥，渴喜饮冷，身热汗出，大便干结，小便短赤，舌质红、苔黄
弦滑	饮食停滞	脘腹满闷，痞塞不舒，按之尤甚，嗳腐吞酸，恶心呕吐，畏食，大便不调，舌质淡、苔厚腻
沉滑	痰湿内阻	脘腹痞满，闷塞不舒，胸膈满闷，头晕目眩，头重如裹，身重肢倦，咳嗽痰多，恶心呕吐，不思饮食，口淡不渴，小便不利，舌体胖大、边有齿痕、苔白厚腻
弦	肝郁气滞	脘腹不舒，胸胁胀满，心烦易怒，喜长叹息，恶心嗳气，大便不爽，每因情志因素而加重，舌质淡、苔薄白
沉弱	脾胃虚弱	脘腹痞闷，时缓时急，喜温喜按，不知饥饿，不欲饮食，身倦乏力，四肢不温，少气懒言，大便溏薄，舌质淡、苔薄白

中医治疗

宜选取辛开苦降、消痞散结的治疗方法，可选用半夏泻心汤，组方为：半夏15克、黄芩9克、干姜9克、人参9克、炙甘草9克、黄连3克、大枣4枚。

中成药参考

保和丸

成分：焦山楂、六神曲（炒）、半夏（制）、茯苓、陈皮、连翘、莱菔子（炒）、麦芽（炒）。

功效：消食导滞，行气和胃。

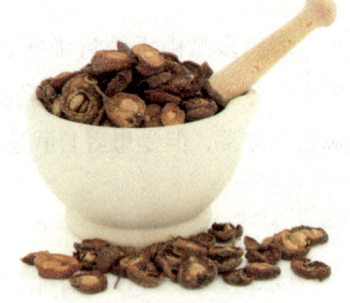

适应证：

（1）适用于消化不良，有明显的伤食史，腹痛腹胀，恶心呕吐，口中有酸腐气味，食欲减退，大便臭秽黏腻。

（2）多适用于小儿积食导致的厌食。

禁忌证：

（1）本品含有半夏，不能与含有乌头和附子的药物合用。

（2）本品主要作用是清理脾胃垃圾，故不可与滋补类药物合用。

（3）孕妇慎用。

呕　吐

什么是呕吐

呕吐主要是因气机上逆，导致胃里的食物和水从口中反出的一种病症。主要表现为呕吐食物、水液、胆汁及干呕，兼证包括腹部不适、食欲减退、泛酸、大便溏稀等。

西医诊断

急性胃炎、心因性呕吐、胃黏膜脱垂症、贲门痉挛、幽门痉挛、幽门梗阻、十二指肠壅积症、肠梗阻、肝炎、胰腺炎、尿毒症、颅脑疾病，以及一些急性传染病等。

脉象特征

脉象特征

脉象	病因	症状
濡缓	外邪犯胃	突然呕吐，起病较急，常伴有发热恶寒，头身疼痛，胸脘满闷，不思饮食，舌质淡、苔白

续表

脉象	病因	症状
滑实	饮食停滞	呕吐酸腐，脘腹胀满，嗳气畏食，得食愈甚，吐后反快，大便或溏或结、气味臭秽，舌质淡、苔厚腻
弦	肝气犯胃	呕吐吞酸，嗳气频作，胸胁胀满，烦闷不舒，每因情志不遂呕吐吞酸更甚，舌边质红、苔薄腻
细数	胃阴不足	呕吐反复发作，但呕量不多，或仅唾涎沫，时作干呕，口燥咽干，胃中嘈杂，似饥而不欲食，舌质红而少津
濡数	脾胃虚弱	饮食稍有不慎即易呕吐，时作时止，胃纳不佳，食入难化，脘腹痞闷，口淡不渴，面白少华，倦怠乏力，大便溏薄，舌质淡、苔薄白

中成药参考

健胃消食片

成分：太子参、陈皮、山药、山楂、炒麦芽。

功效：疏肝理气，化食开胃。

适应证：本品适用于脾胃运化功能虚弱导致的食积，症状包括恶心呕吐、嗳腐吞酸，腹部胀满。

禁忌证：

（1）忌辛辣刺激、生冷黏滑的食物，饮食宜清淡。

（2）若出现口干口渴、大便干不易排出、小便黄时不宜使用。

呃 逆

什么是呃逆

呃逆是指气逆导致的喉咙中呃声频频，不能自止，并伴有嗳气腹胀、胃中嘈杂灼痛、呕吐酸水等症状。

西医诊断

膈肌痉挛、胃神经官能症等。

脉象特征

脉象特征

脉象	病因	症状
滑数	胃火上逆	呃声洪亮有力，冲逆而出，口臭烦渴，多喜冷饮，脘腹满闷，大便秘结，小便短赤，舌质淡或微红、苔黄燥
迟缓	胃中寒冷	呃声沉缓有力，胸膈及胃脘不舒，得热则减，遇寒更甚，进食减少，恶食冷凉，喜饮热汤，口淡不渴，舌质淡、苔白
弦	气机郁滞	呃逆连连有声，每因情志不畅而诱发或加重，胸胁满闷，脘腹胀满，嗳气纳减，肠鸣矢气，舌质淡、苔薄白

中成药参考

柴胡舒肝丸

成分：柴胡、青皮、陈皮、防风、木香、枳壳、乌药、香附、姜半夏、茯苓、桔梗、厚朴、紫苏梗、豆蔻、黄芩、当归、山楂、薄荷、槟榔、大黄、白芍、六神曲、三棱、莪术。

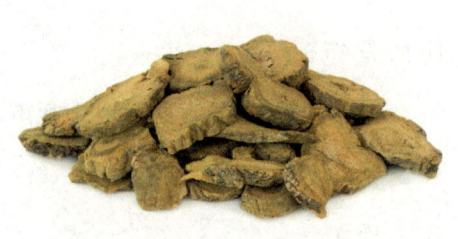

功效：行气解郁，舒肝止痛。

适应证：本品适用于呃逆，自觉腹胀，食物不消化，呕吐酸水，胁肋部胀痛等。

禁忌证：

（1）孕妇慎用。

（2）气虚型的气滞慎用，症状可见呃逆、腹胀、神疲乏力、少气懒言。

槟榔四消丸

成分：槟榔、大黄、牵牛子、猪牙皂、香附、五灵脂。

功效：消食导滞，行气泄水。

适应证：本品适用于呃逆上气，腹部胀满，大便秘结等症。

禁忌证：

（1）本品含有大黄，孕妇禁用。

（2）本品破气下气，气虚所致的呃逆不适用。

噎膈

什么是噎膈

噎膈是指由于食管和气道狭窄、干涩造成食物吞咽困难，甚至食物不能顺利吞咽到胃的一类症状。

下篇　学以致用，勇于实践

西医诊断

食管癌、贲门癌，以及贲门痉挛、食管憩室、食管炎、弥漫性食管痉挛等病症。

脉象特征

脉象特征

脉象	病因	症状
细涩	瘀血内结	吞咽梗阻，胸膈疼痛，食不得下，甚至滴水难进，食入即吐，面色黯黑，肌肤枯燥，形体消瘦，大便坚如羊屎，或吐下物如赤豆汁，或便血，舌质紫黯，或舌红少津
弦滑	痰气交阻	吞咽梗阻，胸膈痞闷，甚则疼痛，情志舒畅时可减轻，精神抑郁时则加重，嗳气呃逆，呕吐痰涎，口干咽燥，大便干涩，舌质红、苔薄腻
弦细数	津亏热结	吞咽梗涩而痛，水饮可下，食物难进，食后复出，胸背灼痛，形体消瘦，肌肤枯燥，五心烦热，口燥咽干，渴欲冷饮，大便干结，舌红而干，或见有裂纹
细弱	气虚阳微	长期吞咽受阻，饮食不下，面白无华，精神疲惫，形寒气短，面浮足肿，泛吐清涎，腹胀不适，大便溏薄，舌质淡、苔白

中成药参考

噎膈丸

成分：核桃仁、白果仁、柿饼（去核去蒂）、黑芝麻、麻油、小茴香、大枣、甘草。

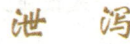

功效：润燥生津，通利噎膈。

适应证：本品适用于噎膈，吞咽不适，咽梗干涩，大便秘结等症。

禁忌证：

（1）高血压、心脏病、肝病、肾病等慢性病患者，需在医师指导下使用。

（2）过敏者禁用。

泄 泻

什么是泄泻

泄泻是指大便质地偏稀或里面有未消化的食物，排便次数增多，排便时有急意。临床上通常由饮食不洁、情绪紧张、外界环境冷热刺激导致出现腹痛、腹胀、恶心等。

西医诊断

急慢性肠炎、肠结核、肠易激综合征、吸收不良综合征等。

脉象特征

脉象特征

脉象	病因	症状
滑数或濡数	湿热泄泻	泄泻胀痛，泻下急迫或泻而不爽，粪色黄褐，气味臭秽，肛门灼热，烦热口渴，小便短黄，舌质淡或淡红、苔黄腻

续表

脉象	病因	症状
浮紧或濡缓	寒湿泄泻	泄泻清稀，甚如水样，腹痛肠鸣，脘闷食少；兼外感风寒者，则恶寒发热，头痛，肢体酸痛，舌质淡、苔薄白或白腻
细弱	脾虚泄泻	大便时溏时泻，迁延反复，完谷不化，饮食减少，食后脘闷不舒，稍进油腻食物则大便次数明显增加，面色萎黄，神疲倦怠，舌质淡、苔白

中成药参考

香连丸

成分：黄连、木香。

功效：清热化湿，行气通郁。

适应证：

（1）本品用于治疗湿热类型的泄泻，如痢疾、肠炎等疾病，症见大便灼热，臭秽黏腻，肛门灼热，腹痛腹胀，恶心呕吐，苔黄腻。

（2）若湿热症状突出，大便臭秽，肛门灼热，肛门有急意，可与葛根芩连片合用。

禁忌证：

（1）孕妇慎用。

（2）寒证慎用。大便清稀，肛门无灼热，大便里有未消化的食物，则不适用。

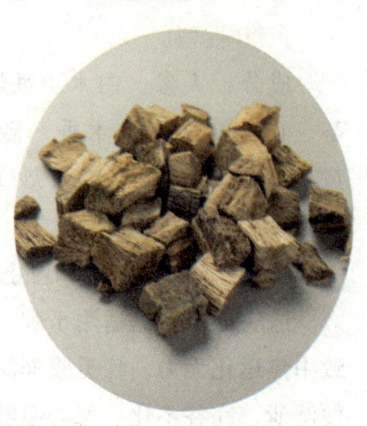

葛根芩连片

成分：葛根、黄芩、黄连、炙甘草。

功效：清热化湿，行气止泻。

适应证：适用于身体发热，不怕冷，心烦口苦，口中黏腻，恶心腹痛，泄泻，肛门灼热，大便黏腻，泻下臭秽。

禁忌证：

（1）泄泻、腹部冷痛者慎用。

（2）孕妇慎用。

（3）服药期间注意饮食清淡，禁食油腻、刺激食物。

参苓白术散

成分：白扁豆（炒）、白术（炒）、茯苓、甘草、莲子、桔梗、人参、砂仁、山药、薏苡仁（炒）。

功效：补气健脾。

适应证：

（1）症见大便稀溏，面色萎黄，形体消瘦，纳差腹胀，四肢乏力，脉细缓，舌淡、苔白腻。

（2）治疗小儿脾疳，妇女带下病，症见面色憔悴、精神萎靡、毛发枯槁、白带量多、四肢水肿。

禁忌证：

（1）本药中有人参，不可与藜芦、五灵脂、皂荚制剂合用。

（2）人参温补脾气，不宜与破气的药物合用，如含有莱菔子的制剂。

人参健脾丸

成分：人参、白术（麸炒）、茯苓、山药、陈皮、木香、砂仁、炙黄芪、当归、酸枣仁（炒）、远志（制）。

功效：健脾益气，和胃止泻。

适应证：本品适用于脾气虚弱导致中焦运化无力，症见腹痛腹胀、大便溏泄、完谷不化、恶心呕吐、食欲减退、容易疲倦。

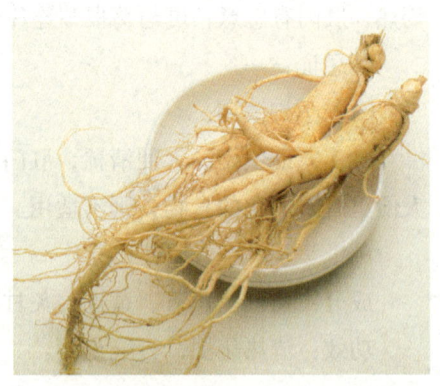

禁忌证：

（1）服药期间禁食油腻、不易消化的食物与辛辣、刺激的食物。

（2）感冒发热病人不宜服用。

补中益气丸

成分：炙黄芪、炙甘草、党参、炒白术、当归、升麻、柴胡、陈皮。

功效：升阳益气，甘温除热。

适应证：

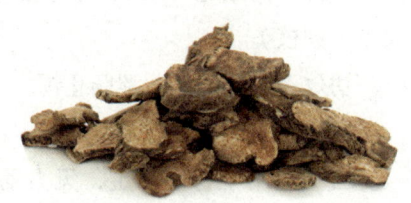

（1）本药用于治疗脾胃虚弱、气血不足、中气下陷类型的泄泻。症见长期腹泻，排便无力，甚至脱肛，食少腹胀，体倦乏力，心悸气短，低热，易出汗，子宫脱垂，吹风受凉易头痛恶寒等。

（2）适用于腹泻或肠易激综合征、症见疲倦乏力、头晕眼花、短气懒言、食欲减退、腹胀、长期便稀或腹泻、严重者出现脏器下垂（如直肠或子宫脱垂）、舌淡。

（3）若伴有黎明前脐腹疼痛，腹中肠鸣音一响就有便意，排出未消化的食物，身体喜温怕冷，四肢不温，可与四神丸、附子理中丸配合使用。

禁忌证：

（1）本品中含甘草，不宜与海藻、大戟、甘遂、芫花及其制剂同用。

（2）本品升阳固表，外感时不宜服用。

（3）本品含有党参，不宜与藜芦或其制剂同时服用。

（4）以饭前空腹服用为佳。

枳实导滞丸

成分：枳实（炒）、大黄、黄连（姜汁炙）、黄芩、六神曲（炒）、白术（炒）、茯苓、泽泻。

功效：消积导滞，清利湿热。

适应证：本品消食导滞能力强，功擅通腑气，通导大便，排除饮食积滞，伤食腹泻或便秘者宜服。

禁忌证：

（1）本品苦寒，易伤胃，因脾胃虚弱导致的泄泻不宜使用。

（2）本品行气下气能力强，孕妇忌用。

四神丸

成分：肉豆蔻（煨）、补骨脂（盐炒）、五味子（醋制）、吴茱萸（制）、大枣（去核）。

功效：温肾散寒，涩肠止泻。

适应证：

（1）适用于肾阳不足，无力辅助脾胃消化、吸收食物导致的泄泻，症见黎明之前脐周腹部作痛、肠鸣腹胀、排出未消化的食物、腹部喜温、喜饮热水、食欲差、畏寒、腰膝酸软无力、面色黄、舌淡苔白。

（2）若平时大便时稀时泻，一吃油腻难消化的食物，则大便次数增加，可与参苓白术丸、补中益气丸配合使用。

（3）若泄泻时间持续长，大便中经常夹有未消化的食物，伴脐腹冷痛，可与附子理中丸联合使用。

禁忌证：

湿热类型的泄泻不适用，表现为腹部疼痛，泄泻急迫，大便有黏液或脓血，味腥臭，肛门灼热，小便色黄，苔黄腻。

固肠止泻丸

成分：乌梅、黄连、干姜、罂粟壳、延胡索。

功效：调和肝脾，涩肠止痛。

适应证：

（1）本品寒热并用，适用于肝脾不和导致的泄泻、腹痛，症见两胁部胀满不舒，腹痛欲泻，泻后痛减，情绪紧张时腹痛、泄泻易发作，舌淡红、苔薄白。

（2）本方适用于以腹泻为主要症状的慢性非特异性溃疡性结肠炎及各型肠易激综合征。

禁忌证：

（1）本品含罂粟壳，久用成瘾，不可大量及长时间服用。

（2）属湿热或伤食泄泻者慎用，主要表现为脘腹灼热，口苦口干，口渴不喜饮，口中异味，腹痛欲泻，泻下不爽，大便黏滞，肛门灼热，舌红、苔黄腻。

便 秘

什么是便秘

便秘主要是指大便排出不畅，排便周期延长，大便质地干结、偏硬、难以排出，或大便质地不硬，有便意但排出不畅的病症。

西医诊断

习惯性便秘、老年性便秘等。

脉象特征

脉象特征

脉象	病因	症状
滑数	肠胃积热	大便干结，腹胀腹痛，面红身热，口干口臭，心烦不安，小便短赤，舌质红、苔黄燥
细数	阴虚肠燥	大便干结，如同羊屎，形体消瘦，头晕耳鸣，两颧红赤，心烦少寐，潮热盗汗，腰膝酸软，舌质红、少苔

续表

脉象	病因	症状
弦	气机郁滞	大便干结或不甚干结，欲便不得出或便而不爽利，肠鸣矢气，腹中胀痛，胸胁满闷，嗳气频作，食少纳呆，舌质淡、苔薄腻
沉迟	脾肾阳虚	大便干或不干，排出困难，小便清长，面白无华，四肢不温，腹中冷痛，得热则减，腰膝冷痛，舌质淡、苔白
虚弱无力	脾气亏虚	大便数日一行，虽有便意，临厕却排便不畅，乏力，汗出气短，面白无华，神疲气怯，舌质淡、苔薄白

【中成药参考】

麻仁润肠丸

成分：火麻仁、炒苦杏仁、大黄、木香、陈皮、白芍。

功效：润肠通便。

适应证：适用于功能性便秘，症见大便干结、排出不畅，腹胀腹痛，口干口臭，口渴喜凉，面红热或身热，心烦，小便短、色黄，舌红、苔黄燥。

禁忌证：

（1）本品不适用于虚寒型便秘，大便干或不干，排出困难，小便清，尿频，四肢凉，腹部冷痛，喜饮热水，喜温喜按，腰膝发冷无力者，不宜服用本品。

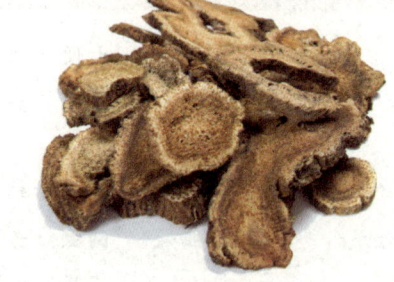

（2）孕妇忌用；儿童、哺乳期妇女慎用。

（3）本品含白芍，与藜芦相反，故不可与藜芦及藜芦制剂合用。

三黄片

成分：大黄、盐酸小檗碱、黄芩浸膏。辅料为淀粉、滑石粉、蔗糖、阿拉伯胶、食用柠檬黄。

功效：清热解毒，泻火通便。

适应证：适用于三焦热盛，便秘，小便黄，目赤肿痛，口鼻生疮，牙龈出血，心烦口渴。

禁忌证：

（1）虚寒型便秘和平素脾胃虚寒者不宜服用本品。

（2）孕妇忌用，儿童、哺乳期妇女慎用。

通幽润燥丸

成分：枳壳（去瓤麸炒）、木香、厚朴（姜炙）、桃仁（去皮）、红花、当归、苦杏仁（去皮炒）、火麻仁、郁李仁、熟地黄、生地黄、黄芩、槟榔、熟大黄、大黄、甘草。

功效：清热导滞，润肠通便。

适应证：本品适用于胃肠积滞，长期化热所致的便秘，症见大便不通、干结或黏腻、脘腹胀满、口苦口臭、尿黄。

禁忌证：

（1）孕妇及哺乳期妇女禁用。

（2）本品行气活血力度大，年老久病、气血亏虚者不宜长期服用。

防风通圣丸

成分：防风、荆芥穗、薄荷、麻黄、大黄、芒硝、栀子、滑石、桔梗、石膏、

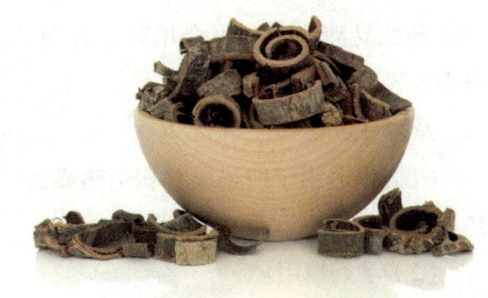

川芎、当归、白芍、黄芩、连翘、甘草、白术（炒）。

功效：解表通里，清热解毒。

适应证：本品适用于外寒内热、孔窍闭塞的便秘，症见大便秘结、口苦咽干、发热恶寒、目赤疼热、头痛头胀、腹胀恶心等。

禁忌证：

（1）孕妇禁用。

（2）正气不足、虚寒患者不宜服用。

润腑通幽丸

成分：当归、熟地黄、川芎、桃仁、栝楼仁、火麻仁、郁李仁、川厚朴、枳实（或枳壳）、肉苁蓉、紫菀、羌活。

功效：滋阴润燥，润肠通便。

适应证：本品既能滋阴补肾，又能养血润肠，既适于老年阴虚便秘，也可用于习惯性便秘。

禁忌证：

本品活血力度大，孕妇禁用。

苁蓉通便口服液

成分：肉苁蓉、何首乌、枳实（麸炒）、蜂蜜。辅料为甜菊糖。

功效：补肾润肠。

适应证：

（1）本品适用于老年便秘，大便排出无力，腰膝酸软，气短乏力者。

（2）若气虚便秘，症见排便不畅，用力排便则汗出短气，少气懒言，一运动就易疲惫者，可合用肠泰合剂、补中益气丸等。

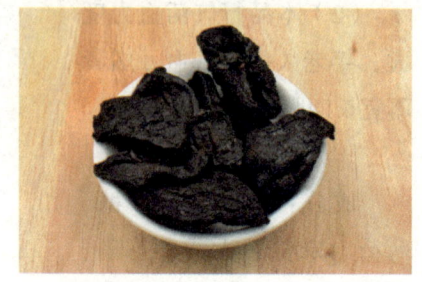

禁忌证：

（1）不适用于便秘属食积生热或实热积滞者。

（2）孕妇慎用。

下篇 学以致用,勇于实践

第三章 肝胆疾病

黄疸

什么是黄疸

黄疸是因感受外界湿热邪气、自身肝胆气机瘀阻,进而导致体内疏泄出现问题,胆汁瘀积或者外溢。发病前患者可能有过食油腻,本身患有肝病或与肝炎患者密切接触,使用特殊的化学制剂、药物等情况。临床主要表现为眼白发黄、肤色发黄、小便黄、体温升高、怕冷、食欲减退、恶心、呕吐、四肢乏力。疾病的特点是前期先出现感冒症状,不一定身体发黄。

西医诊断

肝细胞性黄疸、阻塞性黄疸、溶血性黄疸等。

脉象特征

脉象特征		
脉象	病因	症状
浮弦或弦数	湿热兼表	黄疸初起,白睛微黄或不明显,尿黄,脘腹满闷,不思饮食,伴有恶寒发热、头身重痛、乏力,舌质淡、苔薄腻

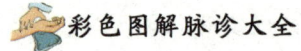

续表

脉象	病因	症状
濡缓或弦滑	湿重于热	身目发黄，无发热或身热不扬，头困身重，嗜卧乏力，胸脘痞闷，纳呆呕恶，畏食油腻，口黏不渴，小便不利，便稀不爽，舌苔厚腻微黄
弦数或滑数	热重于湿	初起白睛发黄，迅速至全身发黄，黄疸较重，色泽鲜明，壮热口渴，心中懊恼，恶心呕吐，食滞纳呆，小便赤黄、短少，大便秘结，胁胀痛而拒按，舌质红、苔腻或黄糙
濡缓或沉迟	寒湿困脾	身目俱黄，黄色晦暗不泽或如烟熏，痞满食少，神疲畏寒，腹胀不适，大便溏薄，口淡不渴，舌质淡、苔白腻

中医治疗

治疗黄疸时，应给予患者适量的蛋白质、碳水化合物、维生素，但注意不要过度补充葡萄糖、蜂蜜等，这些会加重胰腺负担，使糖过多地在体内转化为脂肪。同时要注意饮食清淡，因油腻食物会对肝胆代谢造成负担。

肝胆湿热类型药食自疗：

（1）荸荠120克煮汤。

（2）甘薯50克，金针菜10克煮汤。

（3）西瓜皮50克，赤小豆50克，白茅根50克，水煎服，日一剂。

（4）鸡骨草60克，红枣10枚，水煎服。

肝气郁滞类型药食自疗：

（1）鲫鱼1尾，珍珠壳120克，珍珠壳煮汤过滤后煮鲫鱼，熟后喝汤吃鱼。

（2）大鲤鱼1尾，赤小豆20克，陈皮8克，小椒8克，草果8克，炖汤。

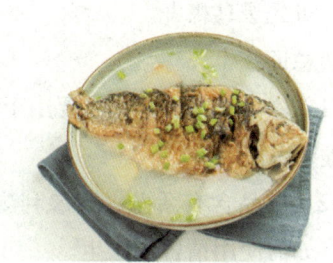

中成药参考

茵栀黄颗粒（口服液）

成分：茵陈提取物、栀子提取物、黄芩苷、金银花提取物。

功效：清热解毒，利湿退黄。

适应证：

（1）本品具有清热、利湿、退黄、疏肝利胆的作用，用于湿热毒邪内蕴所致急性、慢性肝炎和重症肝炎（Ⅰ型）。表现为胁肋胀满或疼痛、身目黄染、恶心、厌油腻、纳差、乏力等。

（2）也可用于其他型重症肝炎的综合治疗。

禁忌证：

（1）本品苦寒清热，一般不宜与肉桂、附子等温热药物同用。

（2）寒证患者不宜使用，症见颜面㿠白、神疲乏力、气短懒言、腰膝酸软、四肢不温、小腹胀满或坠胀。

龙胆泻肝丸

成分：龙胆、柴胡、黄芩、栀子（炒）、泽泻、木通、盐车前子、酒当归、地黄、炙甘草。

功效：清利肝胆，利湿退黄。

适应证：

（1）本品适用于肝胆湿热或肝阳上亢者，症见头晕目赤，耳鸣耳聋，胁痛口苦，胸闷，食欲不振，恶心呕吐，小便黄，大便不爽，舌红苔、黄腻；也可用于湿热带下。

（2）若出现胁肋部剧痛，心中疼热，饥饿却不想吃东西，甚至呕吐蛔虫者，可先予乌梅丸。

禁忌证：

（1）本品药物苦寒，主要用于清肝胆实火，脾胃虚寒者慎用。

（2）本品含有活血、淡渗利湿之品，孕妇慎用，如需使用请咨询医生。

（3）肾功能不全的患者慎用。

（4）服药后，大便次数过多且稀者，可适当减少药量，如无不适可继续使用。

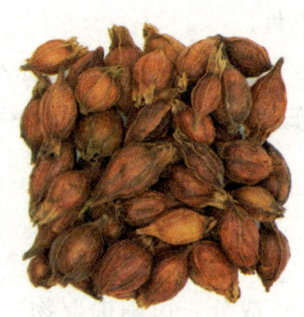

胆　胀

什么是胆胀

胆胀是因湿热痰浊导致的胆气瘀滞不畅，症状主要表现为反复发作的右上腹部疼痛、痞满胀痛、呕吐、嗳气、恶心，在食用油腻的食物之后容易发作。

西医诊断

慢性胆囊炎。

脉象特征

脉象特征

脉象	病因	症状
弦大	肝胆气郁	右上腹胀满疼痛，连及右肩部，遇怒时加重，胸闷而善太息，嗳气频作，吞酸嗳腐，舌质淡、苔白腻

下篇　学以致用，勇于实践

续表

脉象	病因	症状
弦数	胆腑郁热	右胁部灼热疼痛，口苦咽干，面红目赤，大便秘结，小便短赤，心烦失眠易怒，舌质红、苔黄厚而干
弦细涩	气滞血瘀	右胁部刺痛较剧，痛有定处而拒按，面色晦暗，口干口苦，舌质紫黯或舌边有瘀斑
弦滑	肝胆湿热	右胁部胀满疼痛，胸闷纳呆，恶心呕吐，口苦心烦，大便黏滞或见黄疸，舌质红、苔黄腻

中成药参考

消炎利胆片

成分：穿心莲、溪黄草、苦木。

功效：清热祛湿。

适应证：适用于湿热型的急慢性胆囊炎及胆管炎，症状表现为两胁灼热胀痛，口苦口干，口渴不喜饮，急躁易怒，食欲不振，食少腹胀，恶心欲吐，小便短、色黄，大便黏滞不爽，舌红、苔黄腻。需从小剂量开始服用，且不可作为预防药用。

禁忌证：

（1）本品药性苦寒，脾胃虚寒者慎用。

（2）本品含有苦木，有一定毒性，不宜过量、久服。

（3）孕妇、儿童、老人慎用。

胆石通胶囊

成分：蒲公英、水线草、绵茵陈、广金钱草、溪黄草、大黄、枳壳、柴胡、黄芩、鹅胆粉。

功效：清热利湿，利胆排石。

适应证：

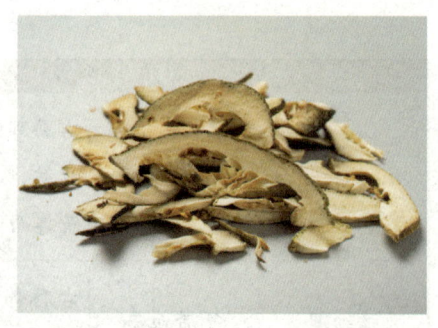

（1）适用于湿热气郁型的胆石症，症状表现为两胁胀痛，右上腹胀痛不舒，胸膈脘腹堵闷不适，恶心呕吐，口苦口干，口渴喜饮，小便色黄，大便黏滞不爽，舌红、苔黄腻。

（2）若患者久病，出现皮肤黄，黄色晦暗无光泽，身寒、疲惫、无力，嘴里没有味道，不渴，可以配伍人参养荣丸或四君子丸、六君子丸益气补血，利胆排石。

（3）本品不仅能降低胆囊成石率，还能减轻肝细胞脂肪变性和水样变性。

禁忌证：

（1）肝阴不足导致的胁痛不宜使用，症状表现为两胁胀痛、刺痛或拘急，痛处不定或痛处固定，脾气急易怒，心烦盗汗，失眠健忘，女子月经量少，经前乳房胀痛，口渴喜饮。

（2）本品含通下破气药物，会影响孕妇和胎儿，孕妇忌用。

（3）本方苦寒不易消化，严重消化道溃疡、心脏病及重症肌无力者忌服。

胁　痛

什么是胁痛

胁痛是指两侧胁肋部单侧或双侧疼痛的疾病，常伴有口干口苦，恶心呕吐，胸胁刺痛、闷痛、胀痛，可因气滞血瘀、湿热蒸腾、肝阴不足、血不荣养导致气血运行不畅、筋肉失养而发病。

西医诊断

急、慢性肝炎，肝硬化，肝寄生虫病，肝癌，急、慢性胆囊炎，胆石症，胆道蛔虫及肋间神经痛等。

脉象特征

脉象特征

脉象	病因	症状
弦	肝气郁结	两侧胁肋胀痛，走窜不定，甚则连及胸肩背部，情志激惹则痛剧，胸闷，善太息，得嗳气稍舒，伴饮食停滞，纳呆，脘腹胀满，舌质淡、苔薄白
沉弦	瘀血阻络	胁肋刺痛，痛处固定而拒按，入夜更甚，或面色晦暗，舌质紫暗、苔少或无
弦滑	湿热蕴结	胁肋胀痛，触痛明显而拒按，或牵及肩部，伴纳呆恶心、畏食油腻、口苦口干、腹胀尿少，或有黄疸，舌质淡红、苔黄腻
弦细数	肝阴不足	胁肋隐痛，绵绵不已，遇劳加重，口干咽燥，心中烦热，两目干涩，头晕目眩，舌质红、苔少

中成药参考

柴胡舒肝丸

成分：茯苓、麸炒枳壳、酒白芍、甘草、豆蔻、醋香附、陈皮、桔梗、姜厚朴、炒山楂、防风、炒六神曲、柴胡、黄芩、薄荷、紫苏梗、木香、炒槟榔、醋三棱、酒大黄、炒青皮、当归、姜半夏、乌药、醋莪术。辅料为蜂蜜。

功效：疏肝解郁，调气止痛。

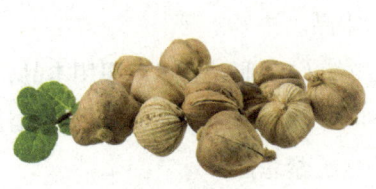

适应证：

（1）适用于肝郁气滞类型的胆囊炎，症状表现为两胁及胸膈不舒，食后腹胀，泛酸烧心，恶心呕吐，急躁易怒，生气时堵闷感加重或胀痛，食油腻食物不易消化，舌边尖红。

（2）若患者是情志因素所致胁肋疼痛刺痛，舌质紫黯，可合用元胡止痛片或血府逐瘀口服液。

（3）若胁肋胀痛，兼见胃脘痞闷，嗳气满闷不减，可合用木香顺气丸或枳实导滞丸。

禁忌证：

（1）服药过程如出现神疲乏力、四肢倦怠、脉细等气虚证，舌红少苔、口燥咽干、心烦失眠等阴虚证，则应立即停服。

（2）本品含有行气活血之品，孕妇忌用。

利胆排石颗粒（片）

成分：金钱草、茵陈、黄芩、木香、郁金、大黄、槟榔、麸炒枳实、芒硝、姜厚朴。

功效：清热利湿，利胆排石。

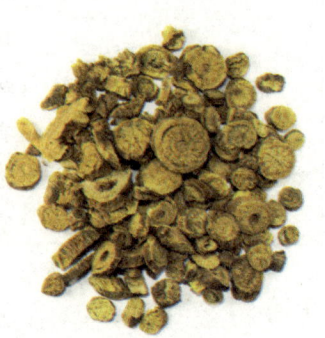

适应证：

（1）适用于胆石症，症状为胁肋胀痛，自感灼热，身热口渴，口渴不喜饮，口干口苦，恶心呕吐，小便色黄，大便黏滞不爽或秘结，进食油腻食物胀痛加重，舌边尖红、苔黄腻。

（2）若现黄疸、烦热，伴见小便色黄、大便秘结、腹部胀满，可首选本品。

（3）胆结石术后服用本品，可降低胆结石复发率，提高远期疗效。

（4）服用本品，可促进胆汁排泄，改善肝功能。

禁忌证：

（1）本品含泻下破气之品，孕妇禁用。

下篇　学以致用，勇于实践

（2）寒证和气虚证不适用。

（3）本品含有郁金，郁金与丁香相畏，不能合用。如牛黄清火丸与紫雪散中含有丁香，不能与本品合用。

（4）本药苦寒，易伤正气，体弱年迈者慎服，即使体康壮实者，也不可过服、久服。

（5）本品苦寒通便，素体脾胃虚弱、寒湿体质或便溏患者忌用。

鼓　胀

什么是鼓胀

鼓胀是由于肝脾功能受损，气机疏泄失常，进而导致水液运化无能，临床表现为腹部胀大，严重的像怀孕十月的孕妇，腹部表面可以看到清晰血管。

西医诊断

肝硬化、腹内癌肿、结核等所致的腹水。

脉象特征

脉象特征

脉象	病因	症状
弦细	气滞湿阻	腹部胀大，按之不坚，胁下胀满或疼痛，纳呆少食，食后作胀，嗳气后稍减，或下肢微肿，舌质淡、苔白腻
弦迟	寒湿困脾	腹大胀满，按之如囊裹水，胸腹胀满，得热稍舒，周身困重，畏寒肢肿，小便短少，大便溏薄，舌质淡、苔白腻

续表

脉象	病因	症状
弦数	湿热蕴结	腹大坚满，脘腹绷急，外坚内胀，拒按，烦热口苦，渴不欲饮，小便赤涩，大便秘结或溏薄，或有面目肌肤发黄，舌尖边红、苔黄腻或灰黑而润
细涩	肝脾血瘀	腹大坚满，按之不陷而硬，青筋怒张，胁腹刺痛拒按，面色晦暗，头颈胸臂等处可见红点赤缕，唇色紫褐，大便色黑，肌肤甲错，口干饮水却不欲下咽，舌质紫黯或边有瘀点、瘀斑
沉弱	脾肾阳虚	腹大胀满，形如蛙腹，撑胀不堪，朝宽暮急，面色苍黄，胸闷纳呆，大便溏薄，畏寒肢冷，全身水肿，小便不利，舌质淡、舌体胖、舌边有齿痕、苔厚腻而水滑

中成药参考

安络化纤丸

成分：地黄、三七、水蛭、僵蚕、地龙、白术、郁金、牛黄、瓦楞子、牡丹皮、大黄、生麦芽、鸡内金、水牛角浓缩粉，辅料为倍他环糊精。

功效：凉血活血，软坚散结。

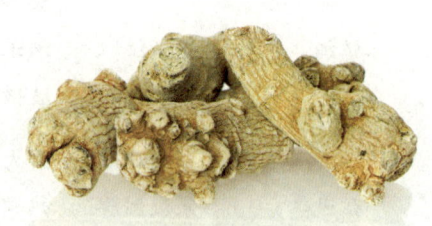

适应证：患者症状为胁肋部疼痛，腹部胀满，短气乏力，口干舌燥，食欲明显减退，便溏不爽，小便黄等。

禁忌证：孕妇禁服。

肝　癌

什么是肝癌

肝癌，中医认为是过度虚耗导致人体免疫力低下，脏腑气血亏虚，正气不足，体内气血、痰瘀、湿热、毒邪交结而成的实质性积聚。临床表现为胁肋部有明显肿块、质地坚硬且疼痛，身体迅速消瘦，乏力昏迷，出现黄疸等。

西医诊断

原发性肝癌。

脉象特征

脉象特征

脉象	病因	症状
弦	肝气郁结	右胁部胀痛，胸闷不舒，善太息，纳呆食少，时有腹泻，胁下肿块初起时舌苔薄腻
弦涩或细涩	气滞血瘀	右胁刺痛，入夜尤甚，胁下肿块坚硬，按之痛甚，脘腹胀满，食欲缺乏，神倦纳少，面色晦暗，唇色紫褐，口渴而不欲饮，或大便色黑，舌质紫黯或有瘀点、瘀斑

续表

脉象	病因	症状
弦滑或弦数	湿热聚毒	右胁痛甚，胁下结块坚硬，身目俱黄，烦热口苦，脘腹痞胀，纳呆呕逆，小便黄赤，大便干结，舌质红、苔黄腻
细而数	肝阴亏虚	胁肋疼痛，胁下结块坚硬，五心烦热，头晕目眩，食少却腹部胀大，青筋暴露，甚则呕血、便血，舌质红而少苔

下篇 学以致用，勇于实践

第四章 心脑疾病

胸痹心痛

什么是胸痹心痛

胸痹心痛是由于气血瘀滞于胸部，导致心脉瘀阻，瘀阻原因包括气滞、血瘀、寒凝、痰浊、气虚无力。临床症状包括胸口附近或左胸部阵发性憋闷、压榨性疼痛、心悸气短、短时间大量出汗。

西医诊断

缺血性心脏病（不包括心肌梗死）。

脉象特征

脉象特征

脉象	病因	症状
沉细迟	肾气渐衰，肾阳虚衰不能鼓动五脏之阳，引起心气不足或心阳不振	心悸、心痛、胸闷、气短、自汗，动则更甚，神倦畏寒，面白无华，四肢欠温或肿胀等
细弦	情志不遂，心气郁结	心胸满闷、隐痛阵发、痛无定处、时欲太息
弦涩	瘀血痹阻	心胸疼痛剧烈，如刺如绞，痛有定处，甚则痛引肩背

215

中成药参考

复方丹参滴丸（片、胶囊、颗粒）

成分：丹参、三七、冰片。

功效：活血化瘀，理气止痛。

适应证：

（1）本品主治气滞血瘀所致的胸痹，症见胸闷、心前区刺痛，痛处固定，入夜疼痛格外明显，或者夜间容易发作，舌暗有瘀斑；冠心病心绞痛见上述证候者。

（2）心绞痛急性发作时可舌下含服滴丸，也可作为急性心肌梗死后二级预防用药长期服用。

（3）本品所含丹参性寒凉，平素喜凉畏热、受热胸痛易作者更适宜。

（4）急救滴丸效果更好，平素可用片剂、胶囊、颗粒。

禁忌证：本品活血凉血，孕妇慎用。

麝香保心丸

成分：人工麝香、人参提取物、人工牛黄、肉桂、苏合香、蟾酥、冰片。

功效：芳香温通，益气强心。

适应证：

（1）本品适用于气滞血瘀所致的胸痹，症见心前区疼痛、固定不移，舌暗有瘀斑；心肌缺血所致的心绞痛、心肌梗死见上述证候者。

（2）气短明显者可配用补心气口服液或益心舒胶囊。

（3）心绞痛不缓解可舌下含服速效救心丸或硝酸甘油。

（4）平素怕冷，大便不成形、便溏，喜食热饭、热饮，脾胃虚寒，受凉后易出现心绞痛的患者。

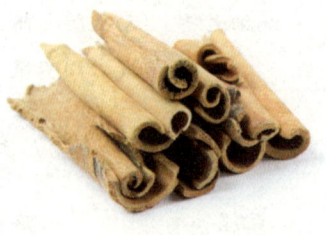

下篇　学以致用，勇于实践

禁忌证：

（1）本品不适用于阴虚火热型的胸痹，舌红苔少、心烦、手足心热、失眠多梦等症状明显者不宜服用。

（2）本品中含有麝香、肉桂，孕妇慎用。

（3）伴有中重度心力衰竭的心肌缺血者慎用。

速效救心丸

成分：川芎、冰片。

功效：行气活血，祛瘀止痛。

适应证：

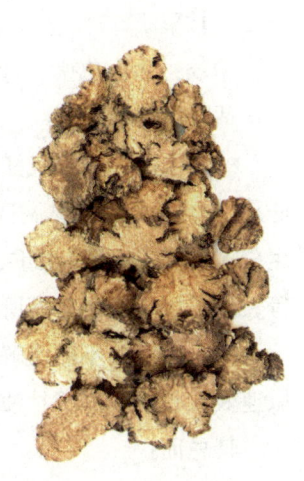

（1）本品适用于气滞血瘀型冠心病心绞痛，症见胸部刺痛，且疼痛部位固定，胸闷，呼吸不畅，舌暗有瘀斑。

（2）本品所含川芎性热，适用于受凉后胸痛等症状加重者。

（3）冠心病患者平时可舌下含服5粒，每日2～3次。

（4）本药可作为预防治疗用药，突发的心绞痛需一次舌下含服15粒。

禁忌证：

（1）本品主要成分为川芎，活血力度大，孕妇禁用。

（2）伴有中重度心力衰竭的心肌缺血者慎用。

地奥心血康胶囊

成分：甾体总皂苷。

功效：活血化瘀，行气止痛，具有活血化瘀、行气止痛的功效，可扩张冠脉血管，改善心肌缺血。

适应证：

（1）本品可用于预防和治疗冠心病心绞痛，瘀血阻塞导致的胸痹，胸痛到夜间加重，伴有眩晕、气短、心悸、舌质暗有瘀斑等症。

（2）疼痛明显者可配用丹参胶囊等活血制剂。

（3）乏力、气短明显者可配用益心舒胶囊或补心气口服液。

（4）心绞痛不能缓解者可舌下含服速效救心丸或硝酸甘油。

禁忌证：孕妇禁用，月经期妇女及有出血倾向的患者慎用。

血府逐瘀口服液（胶囊）

成分：桃仁、红花、当归、川芎、地黄、赤芍、牛膝、柴胡、枳壳、桔梗、甘草。

功效：活血化瘀，行气止痛。

适应证：

（1）本品是治疗气滞血瘀所致胸痹心痛的常用药，症见胸闷胸痛、受寒、生气易发作，夜晚加重，舌暗有瘀斑等；也可用于气滞血瘀所致其他病证。

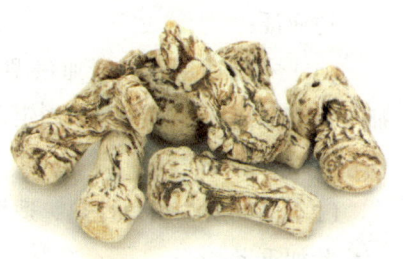

（2）心绞痛不能缓解者，可舌下含服速效救心丸或硝酸甘油。

禁忌证：

（1）体质虚弱见气短、乏力、易感冒者慎服。

（2）宜饭后服用。

（3）孕妇忌用。

通心络胶囊

成分：人参、水蛭、全蝎、赤芍、蝉蜕、土鳖虫、蜈蚣、檀香、降香、乳香（制）、酸枣仁（炒）、冰片。

功效：益气活血，通络止痛。

适应证：

（1）本品适用于心气虚乏、血瘀阻络类型的冠心病心绞痛，症见胸部憋闷、刺痛、绞痛、固定不移，心悸自汗，气短乏力，舌质紫黯或有瘀斑。

（2）本品适用于气虚血瘀阻络型中风，如脑梗。症见转侧不遂或偏麻木、口舌㖞斜、言语不利。

（3）本品含水蛭、全蝎、蜈蚣等虫类药，通络力强，适合瘀阻重症。但这三种药有毒，故不可随意加大剂量服用。

（4）心绞痛不能缓解者，可舌下含服速效救心丸或硝酸甘油。

禁忌证：

（1）孕妇禁用，月经期、有出血倾向者慎用。

（2）宜饭后服。

参桂胶囊

成分：红参、川芎、桂枝。

功效：益气通阳，活血化瘀。

适应证：本品含红参，性大热，大补元气，适用于心阳不振、气虚血瘀证，症见胸部刺痛，固定不移，入夜更甚，遇冷加重，或畏寒喜暖，面色少华，冠心病心绞痛见上述证候者。

禁忌证：

（1）本品不宜单独用于痰多、烦热、易怒的心绞痛患者。

（2）心烦、手足心热、失眠多梦的心绞痛患者慎用。

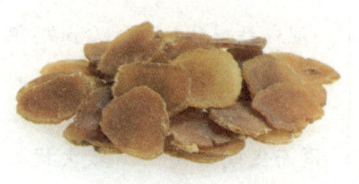

（3）少数患者服药后，可出现口干、口渴症状，一般不需做特殊处理，症状可自行消失。

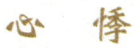

心　悸

什么是心悸

心悸是由于人体气血亏虚及痰凝血瘀等致病因素，导致心脉不畅，气血无法正常荣养心脏。症状包括心脏不自主剧烈跳动、心慌气短、头晕头痛、心烦口渴、汗出过多、难以入睡等。

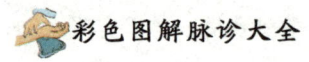

西医诊断

心律失常。

脉象特征

脉象特征

脉象	病因	症状
细略数或细弦	心虚胆怯	心悸不安，善惊易恐，坐卧不安，寐差多梦而易惊醒，食少纳呆，恶闻声响，舌质淡、苔薄白
细弱而结代	心脾两虚	心悸气短，头晕目眩，面色无华，神疲乏力，纳呆食少，腹胀便溏，多梦少寐，健忘，舌质淡红
虚而促或结代	心阳不振	心悸不安，胸闷气短，动则尤甚，面色苍白，形寒肢冷，舌质淡、苔白
涩或结或代	心血瘀阻	心悸不安，胸闷不适，心痛时作，痛如针刺，唇甲青紫，舌质紫黯或有瘀点、瘀斑
滑而促或结代	痰火扰心	心悸时发时止，受惊易作，胸闷烦躁，少寐多梦，口干口苦，大便秘结，小便短赤，舌质红、苔黄腻

中成药参考

补心气口服液

成分：黄芪、人参、石菖蒲、薤白。

功效：补益心气，理气止痛。

适应证：

（1）本品适用于心气虚损型心悸，症见心悸、气短、乏力、头晕等，冠心病心绞痛见上述证候者。

（2）心绞痛不能缓解者可舌下含服速效救心丸或硝酸甘油。

禁忌证：避免过度操劳与剧烈运动，注意适量运动，保持良好心情，少吸烟，少喝酒。

生脉饮

成分：红参（或党参）、麦冬、五味子。

功效：益气复脉，养阴生津。

适应证：

（1）本品适用于气阴两亏型的心悸，症见心悸气短、胸闷短气、脉微自汗；冠心病心绞痛见上述证候者。

（2）本品有党参方和人参方两种，人参方性热，党参方性平。

（3）本品也可用于夏季出汗过多后中暑，口渴，气短，多汗。

禁忌证：

（1）凡脾胃虚弱，易受刺激，呕吐泄泻，腹胀便溏，咳白痰者慎用。

（2）外感病人不宜服用，如出现发热恶寒、打喷嚏、咳嗽等。

（3）本品宜饭前服用。

眩　晕

什么是眩晕

眩晕是指头晕眼花，视物不清。造成眩晕的主要原因包括肝风内动、肝火上扰、痰郁阻滞等，影响人的头面部气血运行。临床症状包括头晕、眼花、恶心呕吐、如坐船行舟。

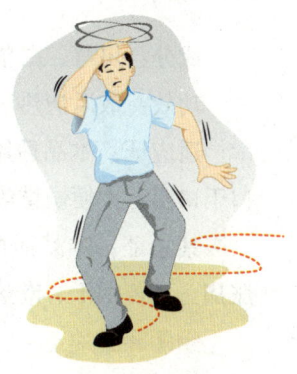

西医诊断

高血压、低血压、低血糖、贫血、梅尼埃病、脑动脉硬化、椎-基底动脉供血不足、神经衰弱等。

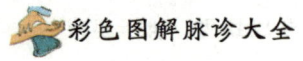

脉象特征

脉象特征

脉象	病因	症状
弦细数	风阳上扰	眩晕耳鸣，头痛且胀，遇劳累、恼怒时加重，肢体震颤，不寐多梦，腰膝酸软，或颜面潮红，舌质红、苔黄
弦滑	痰浊上蒙	头重如蒙，视物旋转，胸闷作恶，呕吐痰涎，舌质淡、苔白腻
弦涩或细涩	瘀血阻窍	眩晕头痛，兼见健忘，不寐，心悸，精神不振，耳鸣耳聋，面唇紫黯，舌质紫黯、有瘀点或瘀斑
细弱	气血亏虚	头晕目眩，动则加剧，遇劳则发，面白无华，神疲乏力，心悸少寐，舌质淡、苔薄白

中成药参考

清眩片

成分：川芎、白芷、薄荷、荆芥穗、石膏。

功效：散风清热。

适应证：本品适用于肝阳上亢所致的头晕目眩，目流热泪，心情烦躁，口干口渴，大便燥结等。

禁忌证：本品活血行气，若是阴虚阳亢导致的眩晕则不适用，症见头胀痛、口苦咽干、潮热盗汗、急躁易怒、眼睛发红发烫、腰膝酸软无力。

山菊降压片

成分：山楂、菊花、泽泻、夏枯草、小蓟、决明子。

功效：平肝潜阳。

适应证：

（1）本品不适用于阴虚阳亢所致的头痛眩晕、耳聋耳鸣、腰膝酸软、手足心发热出汗、心悸失眠、记忆力减退。

（2）头晕头痛等症状明显的高血压患者，可以使用本药，以改善症状。

禁忌证：

（1）本品中的决明子有润肠通便的功效，大便溏稀的患者慎用。

（2）继发性血压升高需找到病因，应慎用本品。

牛黄降压胶囊

成分：羚羊角、珍珠、水牛角浓缩粉、人工牛黄、冰片、白芍、党参、黄芪、决明子、川芎、黄芩提取物、甘松、薄荷、郁金。

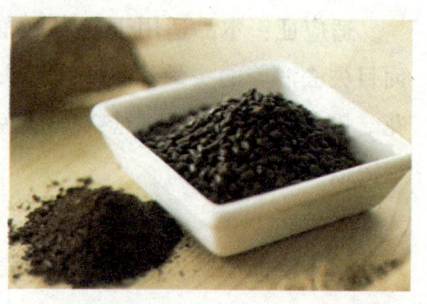

功效：清心化痰，平肝安神。

适应证：本品清热平肝功能强，适用于肝阳上亢、痰热壅盛导致的头晕目眩、头痛、失眠、烦躁不安。

禁忌证：

（1）本品要求在服药期间饮食清淡，不吃油腻、难消化的食物，奶制品，辛辣、刺激性食物。

（2）继发性血压升高需要通过解除病因治疗，使用本品前须排除继发性血压升高的情况。

眩晕宁片（颗粒）

成分：泽泻、白术、茯苓、半夏（制）、女贞子、墨旱莲、菊花、牛膝、陈皮、甘草。辅料为淀粉、二氧化硅、微晶纤维素、硬脂酸镁、滑石粉、薄膜包衣预混剂。

功效：滋阴补肾，祛湿化痰。

适应证：本品适用于肝肾不足、痰湿阻滞导致的眩晕。症见头昏沉，腰膝酸软乏力,健忘,腹部胀满,恶心呕吐等。

禁忌证:

(1)服本药时应少吃生冷、油腻、难消化及辛辣、刺激性食品,如雪糕、低于体温的水果、奶制品、葱、姜、蒜等。

(2)本品宜在饭后一小时服用。

六味地黄丸

成分:熟地黄、酒山萸肉、牡丹皮、山药、茯苓、泽泻。

功效:补血滋阴,补肾健脾。

适应证:本品适用于肾阴亏虚导致面目失去濡养的头晕耳鸣,症见头晕眼花、腰膝酸软、手足心热、潮热盗汗、口渴欲饮水。

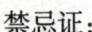

禁忌证:

(1)本品滋腻,若患者胃口差,食欲减退,疲倦乏力,舌苔厚腻则不适用。

(2)外感发热的病人不宜服用,应先解决外感的问题,再服用本方。

定眩丸

成分:生地黄、牡丹皮、钩藤、茯苓、山药(麸炒)、山茱萸(制)、当归、珍珠母、菊花、川芎、地龙、苦杏仁(去皮)、半夏(制)、酸枣仁(炒)、栀子(炒)、甘草、僵蚕(炒)、胆南星。

功效:滋补肝肾,清热化痰。

适应证:本品既滋补肝肾又清热化痰,适用于肾精不足兼痰热内扰者。症见头目眩晕、耳鸣耳聋、心惊失眠、潮热盗汗、痰多胸闷等。

禁忌证:

阴虚阳亢者不宜服用,表现为眩晕、头面痛、口苦、易怒、咽干、目赤、腰膝酸软。

天麻眩晕宁合剂

成分：天麻、钩藤、泽泻（制）、半夏（制）、白术、茯苓、白芍、竹茹、川芎、甘草（炙）、陈皮、生姜。

功效：化痰息风，利湿定眩。

适应证：本品所含天麻、钩藤、半夏有化痰祛湿、平肝息风的功效，适用于风痰上扰型眩晕，症见自觉眩晕、头晕眼花、头昏沉、胸闷恶心等，常用于治疗耳源性眩晕和颈源性眩晕，如梅尼埃病、前庭功能减退、椎动脉型颈椎病。

禁忌证：

（1）服用本品期间需饮食清淡，禁食油腻、难消化食物与辛辣、刺激性食物。

（2）孕妇慎用。

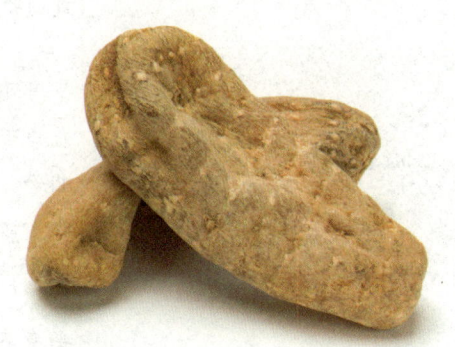

中 风

什么是中风

中风是指各种因素导致脑脉不通，包括脑脉痹阻和血液溢出脑脉的情况。临床症状包括突然倒地昏迷、口眼㖞斜、半边身体麻木或失去知觉、说话不流利等。中风的先行症状包括头晕头痛、四肢麻木、乏力。主要的诱因包括劳累过度、天气剧烈变化而身体不适应、情志不畅、脑部外伤等。

西医诊断

脑血管意外，包括出血性中风与缺血性中风两类。

脉象特征

脉象特征

脉象	病因	症状
弦滑	风痰瘀血、痹阻脉络	半身不遂，口舌㖞斜，舌强语謇或不语，偏身麻木，头晕目眩，舌质黯淡、苔薄白或白腻
弦数有力	肝阳暴亢、风火上扰	半身不遂，偏身麻木，舌强语謇或不语，或口舌㖞斜，眩晕头痛，面红目赤，口苦咽干，心烦易怒，尿赤便干，舌质红或红绛、苔薄黄
弦滑或偏瘫侧脉弦滑而大	痰热腑实、风痰上扰	半身不遂，口舌㖞斜，言语謇涩或不语，偏身麻木，腹胀便秘，头晕目眩，咳痰或痰多，舌质黯红或黯淡、苔黄或黄腻
沉细、细缓或细弦	气虚血瘀	半身不遂，口舌㖞斜，言语謇涩或不语，偏身麻木，气短乏力，口角流涎，自汗，心悸不安，大便溏薄，手足肿胀，舌质淡、苔薄白或白腻
细弦或细弦数	阴虚风动	半身不遂，言语謇涩或不语，偏身麻木，烦躁失眠，眩晕耳鸣，手足心热，舌质红绛或黯红、苔少或无苔

续表

脉象	病因	症状
弦滑数	痰热内闭心窍	起病骤急，神昏或昏愦，半身不遂，鼻鼾痰鸣，肢体强痉拘急，项背身热，躁扰不宁，甚则手足厥冷，频繁抽搐，偶见呕血，舌质红绛、苔黄腻或干腻
沉滑或沉缓	痰湿蒙塞心神	发病神昏，半身不遂，肢体松懈，瘫软不温，甚则四肢逆冷，面白唇黯，痰涎壅盛，舌质黯淡、苔白腻
沉缓、沉微	元气败脱、神明散乱	突然神昏或昏愦，肢体瘫痪，手撒肢冷汗多，重则周身湿冷，二便失禁，舌痿质紫黯、苔白腻

中成药参考

血塞通胶囊

成分：三七总皂苷。

功效：活血祛瘀，通脉活络。

适应证：

（1）适用于脑络血瘀导致的中风偏瘫。

（2）实验证明本品能增加脑部血流量，同时可以抑制血小板聚集。

禁忌证：本品活血，孕妇禁用。

华佗再造丸

成分：川芎、吴茱萸、冰片等。

功效：活血化瘀，行气通络。

适应证：

（1）本品用于血瘀和痰瘀阻络导致的半身麻木、口㖞眼斜、言语不清。

（2）临床也可用于治疗痰浊瘀血阻滞类型的冠心病、血栓闭塞性脉管炎、特发性三叉神经痛等。

禁忌证：

（1）本品孕妇忌服。

（2）服药期间如果出现烦躁、发热的症状，不严重时药量可减半，也可用菊花蜂蜜水送服，严重时暂停服用。

脑心通胶囊

成分：黄芪、赤芍、丹参、当归、川芎、桃仁、红花、醋乳香、醋没药、鸡血藤、牛膝、桂枝、桑枝、地龙、全蝎、水蛭。

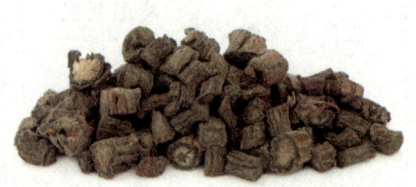

功效：益气活血，化瘀通络。

适应证：本品适用于气虚血滞所致中风，症状为半身不遂、肢体麻木、口眼㖞斜、言语不流利、心胸痹痛、胸闷短气、心悸心慌；同样适用于气血瘀滞的脑梗死、冠心病心绞痛属上述证候者。

禁忌证：

（1）胃溃疡患者宜饭后服用。

（2）本品行气活血，孕妇禁用。

麝香抗栓丸

成分：麝香、羚羊角、三七、天麻、全蝎、乌梢蛇、红花、地黄、大黄、葛根、川芎、僵蚕、水蛭（烫）、黄芪、胆南星、地龙、赤芍、当归、豨莶草、忍冬藤、鸡血藤、络石藤。

功效：通络活血，醒脑散瘀。

适应证：

（1）本品中的麝香可以开窍醒脑，适用于中风、半身不遂、言语不清、神志模糊的患者。

（2）本品补气活血、开窍醒神，也用于治疗冠心病、特发性三叉神经痛、血栓闭塞性脉管炎、精液不液化症等。

禁忌证：

（1）本品含麝香，孕妇忌服。

（2）出血类型的中风，尤其是脑出血患者禁用。

抗栓再造丸

成分：红参、黄芪、胆南星、人工牛黄、冰片、水蛭（烫）、人工麝香、丹参、三七、大黄、地龙、苏合香、全蝎、葛根、穿山龙、当归、牛膝、何首乌、乌梢蛇、桃仁、朱砂、红花、土鳖虫、天麻、细辛、威灵仙、草豆蔻、甘草。

功效：活血通络，息风镇痉。

适应证：本品补气活血，通络止痛，用于气虚血瘀类型的中风，症见手足麻木、行走艰难、瘫痪、口眼㖞斜、言语不清。

禁忌证：妊娠期妇女忌服。

不寐

什么是不寐

不寐就是睡眠困难，包括入睡困难、睡眠时间大幅减少、睡眠质量差、容易醒。造成不寐的因素包括心血亏虚、心火炽盛、痰浊瘀阻等。临床症状可见失眠、心悸心慌、头晕、健忘等。

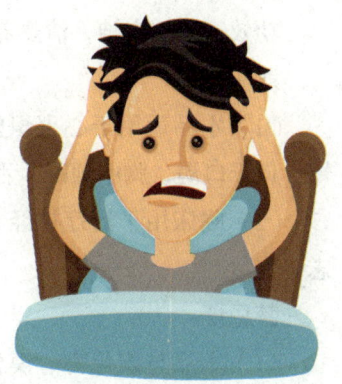

西医诊断

失眠、神经官能症、更年期综合征等。

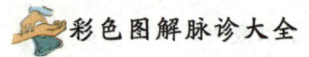

脉象特征

脉象特征

脉象	病因	症状
数有力或细数	心火炽盛	心烦不寐，躁扰不宁，口干舌燥，小便短赤，口舌生疮，舌尖红、苔薄黄
弦而数	肝郁化火	急躁易怒、不寐多梦，甚则彻夜不眠，常伴见头晕头胀、目赤耳鸣、口干而苦、不思饮食、便秘尿赤、舌质红、苔黄
滑数	痰热内扰	胸闷心烦不寐，泛恶，嗳气，伴见头重目眩，口苦，舌质红、苔黄腻
细而数	阴虚火旺	心悸不安，心烦不寐，腰酸足软，伴见头晕，耳鸣，健忘，遗精，口干津少，五心烦热，舌质红而少苔

中成药参考

朱砂安神丸

成分：朱砂、黄连、炙甘草、生地黄、当归。

功效：镇心安神，清热养血。

适应证：

（1）本品适用于心火炽盛、阴血不足导致的失眠。症状表现为失眠心悸，口干口渴，胸中烦躁，舌尖红，脉细数。

（2）临床用于治疗神经衰弱所致的失眠、心悸、健忘、情志抑郁、神志恍惚。

禁忌证：

（1）本品与碘化物、溴化物不宜合用，因朱砂主要成分为硫化汞，在胃肠道遇到碘化物、溴化物会发生反应，产生刺激性的碘化汞、溴化汞，生成赤痢样大便，进而引起医源性肠炎。

（2）本品滋腻寒凉，平素脾胃虚寒的患者不宜服用，症见腹部怕冷、大便溏稀、气短无力、面色苍白或萎黄。

（3）本品不适用于由消化能力差导致的失眠、心慌。

（4）本方中朱砂的主要成分为硫化汞，服用过多会导致汞中毒。

安神温胆丸

成分：制半夏、陈皮、竹茹、酸枣仁、枳实、远志、五味子、人参、熟地黄、茯苓、朱砂、甘草、大枣。

功效：和胃化痰，安神定志。

适应证：本品适用于痰浊扰心类型的不寐，症见心胆虚怯、遇事惊慌、心悸心慌、恐惧不安、虚烦不得眠、苔腻。

禁忌证：

（1）本品下气化痰，孕妇忌服。

（2）不宜与酚妥拉明、妥拉苏林、酚苄明等α受体阻滞剂同用。

（3）不宜与洋地黄等强心苷类同用。

（4）不宜与单胺氧化酶抑制剂同用。

柏子养心丸

成分：柏子仁、党参、炙黄芪、川芎、当归、茯苓、制远志、酸枣仁、肉桂、醋五味子、半夏曲、炙甘草、朱砂。

功效：养血安神。

适应证：

（1）本品适用于心气不足、心血亏虚导致的不寐，症见失眠多梦，心悸恐惧，记忆力减退，舌色淡、苔薄白等症状明显者。

（2）失眠严重者可合用酸枣仁汤或桂枝加龙骨牡蛎汤。

禁忌证：

（1）本品含朱砂，不宜久服，同时禁止与溴化物、碘化物同服。

（2）本品宜饭后一小时服用。

天王补心丹

成分：人参、茯苓、玄参、丹参、桔梗、远志、当归、五味子、麦冬、天冬、柏子仁、酸枣仁、生地黄。

功效：滋阴清热，养血安神。

适应证：

（1）本品适用于阴血不足导致的不寐，多见于更年期妇女，症见失眠健忘、头眩心悸、烦躁易怒。

（2）本品也可治疗心阴亏虚、心血不足所致心悸气短。

禁忌证：

（1）本方滋阴之品较多，药性寒凉，脾胃虚弱的患者服用本方可能不易消化，滋腻碍胃。

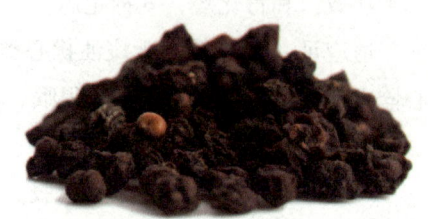

（2）外感发热阶段不宜服用。

痴　呆

什么是痴呆

痴呆是以头脑愚笨、对外界反应迟钝为表现的疾病。

西医诊断

老年性痴呆、脑血管性痴呆及脑萎缩。

脉象特征

脉象特征

脉象	病因	症状
沉细弱	髓海不足	头晕耳鸣，记忆力和计算力明显减退，懒惰思卧，齿枯发焦，腰酸骨软，步行艰难，舌瘦色淡、苔薄白
沉细弱，双尺尤甚	脾肾两虚	表情呆滞，沉默寡言，记忆力减退，失认失算，口齿含糊，词不达意，伴见腰膝酸软，肌肉萎缩，食少纳呆，气短懒言，口涎外溢；或四肢不温，腹痛喜按，肠鸣泄泻，舌质淡白、舌体胖大、苔白，或舌质红、苔少或无苔
细滑	痰浊蒙窍	表情呆钝，智力衰退，或哭笑无常，喃喃自语，或终日无语，呆若木鸡，伴见不思饮食，脘腹胀痛，痞满不适，口多涎沫，头重如裹，舌质淡、苔白腻
细涩	瘀血内阻	表情迟钝，言语不利，善忘，易惊恐，或思维异常，行为古怪，伴见肌肤甲错，口干而不欲饮，双目晦暗，舌质暗，或有瘀点、瘀斑

中成药参考

归脾丸

成分：党参、炒白术、炙黄芪、茯苓、制远志、炒酸枣仁、龙眼肉、当归、木香、大枣（去核）、炙甘草。

功效：益气健脾，养血安神。

适应证：

（1）本品可治疗气血、脑络失养所致记忆力减退、反应迟缓、心悸。

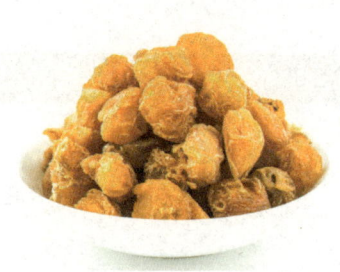

（2）本品健脾益气，可恢复脾胃功能，升提阳气，恢复脾统血的功能，还可以治疗功能性子宫出血、内痔便血、血小板减少性紫癜、再生障碍性贫血等证。

禁忌证：

（1）本品含有党参，不宜同时服用藜芦、五灵脂、皂荚及其制剂，饮食上注意不要吃萝卜、喝茶。

（2）适宜饭前空腹一小时服用。

（3）外感发热时不宜服用，如出现无汗发热，怕冷，打喷嚏、流鼻涕，咳嗽、咳痰等症状。

痫 证

什么是痫证

痫证是指由于情志刺激、脏腑受伤、神志失常导致患者突然的意识丧失、昏倒在地、两眼上翻、四肢抽搐、口出怪声、口吐白沫，移动时苏醒，意识恢复后如常人。

西医诊断

原发性癫痫或继发性癫痫。

脉象特征

脉象特征

脉象	病因	症状
弦滑有力	风痰闭阻	发病前多有眩晕、胸闷、乏力、多痰、心情不悦，发作时则猝然昏倒，目睛上视，口吐白沫，手足抽搐，喉间痰鸣，舌质淡红、苔白腻
沉细	心脾两虚	反复发痫不愈，神疲乏力，面色苍白，身体消瘦，纳呆便溏，舌质淡、苔白腻
细无力	心血亏虚	失眠多梦，心悸气短，头晕健忘，每遇劳累则痫证发作，面色萎黄或苍白，舌淡嫩
弦或涩	瘀阻清窍	发作时猝然昏倒，全身抽搐，或单见口角、眼角、肢体抽搐，颜面口唇青紫，舌质紫黯或有瘀点、瘀斑

中成药参考

镇痫片

成分：人工牛黄、珍珠母、朱砂、广郁金、胆南星、茯苓、石菖蒲、远志（甘草水泡）、酸枣仁、红参。

功效：开窍醒神，豁痰通窍。

适应证：本品适用于突然倒地，神志昏迷，痰迷心窍，四肢抽动，口角流涎。

禁忌证：

（1）孕妇禁用。

（2）饮食清淡，注意不吃辛辣、刺激性食物，如辣椒、葱、姜、蒜等。

医痫丸

成分：生白附子、制天南星、制半夏、猪牙皂、炒僵蚕、制乌梢蛇、蜈蚣（图3-44）、全蝎、白矾、雄黄、朱砂。

功效：祛风化痰，定痫止搐。

适应证：本品用于治疗痰阻脑络所致的癫痫，症见抽搐昏迷、双目上吊、口吐涎沫。

禁忌证：

（1）体虚正气不足者慎用。

（2）合并慢性胃肠病、心血管病、肝肾功能不全者忌用。

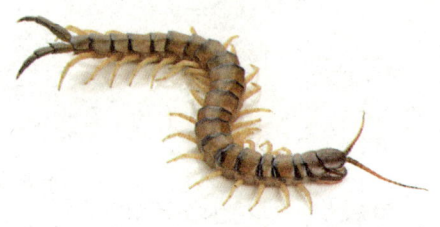

图3-44

癫 证

什么是癫证

癫证多由遗传体质、情志刺激、痰浊蒙蔽心包等因素导致，症状包括情绪不稳定、沉默抑郁、精神萎靡、自说自话、语言混乱、表情淡漠。

西医诊断

抑郁症、单纯型及偏执型精神分裂症。

脉象特征

脉象特征

脉象	病因	症状
弦	肝郁气滞	精神抑郁，情绪不宁，沉默不语，善怒易笑，时时太息，胸胁胀闷，舌质淡、苔薄白
沉细无力	心脾两虚	神志恍惚，心悸易惊，善悲欲哭，肢体困乏，饮食锐减，舌质淡、苔腻
沉细而数	气阴两虚	久治不愈，神志恍惚，多言善惊，心烦易怒，躁扰不寐，面红形瘦，口干舌燥，舌质红、少苔或无苔
弦涩	瘀阻脑络	神志痴呆，健忘不寐，或神情错乱，或头痛如刺，头晕目眩，面色紫黯，舌质黯或有瘀点、瘀斑

中医治疗

甘麦大枣汤具有养心安神、补脾益气的作用，可用于治疗轻度的失眠、抑郁，情绪低落，烦躁不宁。本方组成：甘草9克，小麦15克，大枣5～6枚。

百合地黄汤滋阴润肺，凉血养阴，适用于气阴两虚类型的癫证，表现为烦躁不安，容易受到惊吓，口干舌燥，潮热盗汗。本方组成：百合20克，生地黄汁24克。

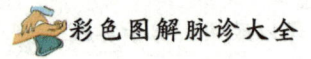

中成药参考

四君子汤

成分：人参、白术、茯苓、甘草。

功效：健脾益气。

适应证：本品适用于心脾气虚类型的癫证，症见神志恍惚，心悸心慌，善悲欲哭，四肢乏力，饮食锐减，舌质淡、苔腻。

禁忌证：本品含有人参，不可与藜芦同用，注意不要吃萝卜。

狂　证

什么是狂证

狂证是由于痰火上扰、蒙蔽心窍而致精神失常，症见狂躁不安、打人毁物、烦躁易怒、精神亢奋，多有家族史。

西医诊断

躁狂症、青春型精神分裂症等。

脉象特征

脉象特征

脉象	病因	症状
弦大滑数	痰火扰神	平素性急易怒，头痛，失眠，两目怒视，面红目赤，烦躁不安，突然狂乱无知，不避亲疏，逾垣上屋，或毁物伤人，气力逾常，不食不眠，舌质红绛、苔多黄腻或黄燥而厚

下篇　学以致用，勇于实践

续表

脉象	病因	症状
细数	火盛伤阴	狂证日久，呼之能自止，但有疲惫之状，多言善惊，时而烦躁，形体消瘦，面红而秽，舌质红、苔少或无苔
弦细或细涩	痰结血瘀	狂证日久不愈，面色黯滞而秽，躁扰不安，多言多语，恼怒不休，甚则登高而歌，弃衣而走，妄见妄闻妄思，思维奇特，头痛心悸，烦躁不安，舌质紫黯，有瘀点、瘀斑，苔少，或薄黄苔干

中成药参考

血府逐瘀丸

成分：当归、赤芍、桃仁、红花、川芎、地黄、牛膝、枳壳（麸炒）、桔梗、柴胡、甘草。

功效：活血祛瘀。

适应证：本品适用于瘀血阻络导致的狂证，症见狂躁不安，面色黯滞，多言多语，恼怒不休，甚则登高而歌，弃衣而走，妄见妄闻妄思，思维奇特，头痛心悸，烦躁不安，舌质紫黯，有瘀点、瘀斑，苔少或薄黄苔干。

禁忌证：孕妇慎用。

第五章 肾、膀胱疾病

水 肿

什么是水肿

水肿是由于外感寒邪、劳累过度、饮食不规律导致肾功能失调,不能通调水道,下输膀胱,进而导致膀胱气化失职,水液留在体内,无法运化,运化不了的水液充于肌表。症见头面部、眼睑、四肢、腹部乃至全身水肿,心悸气喘,恶心呕吐等。

西医诊断

急、慢性肾小球肾炎,肾病综合征,充血性心功能不全(充血性心力衰竭),内分泌失调以及营养障碍等。

脉象特征

脉象特征

脉象	病因	症状
浮数或浮紧	风水泛滥	眼睑水肿,继则四肢及全身皆肿,来势迅速,多伴有恶寒、发热、肢节酸楚、小便不利等全身症状,舌质红、苔薄白或薄黄

下篇　学以致用，勇于实践

续表

脉象	病因	症状
浮数或滑数	湿毒浸淫	眼睑水肿，遍及全身，小便不利，身发疮痈，甚则溃烂，恶风发热，舌质红、苔薄黄
沉缓	水湿浸渍	全身水肿，按之没指，小便短少，身体困重，胸闷，纳呆，泛恶，舌质淡、苔白腻
沉数或濡数	湿热壅盛	遍体水肿，皮肤绷紧光亮，胸脘痞闷，烦热口渴，小便短赤，或大便干结，舌质红、苔黄腻
沉缓或沉弱	脾阳虚衰	全身水肿，腰以下为甚，按之凹陷处不易恢复，脘腹胀闷，纳减便溏，面色无华，神疲肢冷，小便短少，舌质淡、苔白腻或白滑
沉细或沉迟无力	肾阳衰微	面浮身肿，腰以下为甚，按之凹陷不起，心悸，气促，腰部酸重，尿量减少，四肢厥冷，怯寒神疲，面白无华或灰滞，舌质淡胖、苔白

中成药参考

金匮肾气丸（桂附八味丸）

成分：地黄、山药、山茱萸（酒炙）、茯苓、牡丹皮、泽泻、桂枝、附子（制）、牛膝（去头）、车前子（盐炙）。

功效：温补肾阳，化气行水。

适应证：

（1）本品适用于肾阳虚、肾气不足型的水肿，症见小便频数，夜间尿量增多，遗尿。

（2）本品温补肾阳，益肾气，适用于肾阳虚衰的疾病。

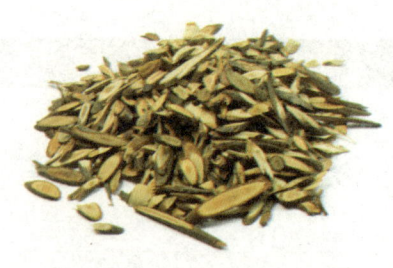

禁忌证：

（1）本品主要温补阳气，忌食低于体温的食物，过凉的食物会消耗人体的阳气。

（2）禁房事，保持心情愉悦，休养生息。

济生肾气丸

成分：熟地黄、山茱萸（制）、牡丹皮、山药、茯苓、泽泻、肉桂、附子（制）、牛膝、车前子。

功效：温阳化水，利湿消肿。

适应证：

（1）本品在金匮肾气丸温补肾阳的基础上多加了利水消肿、活血化瘀的药，即车前子和牛膝，适用于肾阳不足、气不化水导致的水湿内停，症见全身水肿、腰膝酸软乏力、小便频数但排出不畅。

（2）如果兼见腹胀纳差、乏力便溏等脾虚水盛的情况，可与参苓白术散配合服用。

禁忌证：

（1）本品辛温大热，不适用于湿热类型的水肿，症见全身水肿、胸闷气短、烦热口渴、小便色黄、舌苔黄腻。

（2）水肿病人应注意低盐饮食。

补中益气丸

成分：炙黄芪、炙甘草、党参、炒白术、当归、升麻、柴胡、陈皮。

功效：升阳益气，补气健脾。

适应证：本品适用于中气不足、气虚不能化水湿的水肿，见于妊娠期妇女及体质虚弱的老年人。

禁忌证：

（1）本品含甘草，不宜与海藻、大戟、甘遂、芫花同用。

（2）有外感表证时不宜使用本品。

（3）本品含有党参，不可与藜芦及其制剂同用。

（4）适合饭前空腹一小时服用。

五苓散

成分：猪苓、茯苓、炒白术、泽泻、肉桂。

功效：利水渗湿，温阳化气。

适应证：

（1）本品利水消肿效力强，适用于各种水湿内停类型的水肿，如急性肾炎、慢性肾炎水肿、心源性水肿、脑积水、尿潴留等。症见发热，水肿，口渴但是喝水不解渴，一喝水就吐，小便少。

（2）也可用于水湿腹泻，通利小便，使大便变干燥。

禁忌证：

（1）孕妇慎用。

（2）湿热类型的水肿患者慎用，会更伤津液。

淋 证

什么是淋证

淋证是各种原因导致肾和膀胱功能失常，进而使水液停滞，症见小便频数，排出不畅，排尿时小便热痛、疼痛连及小腹和腰部，发热，身体乏力，疲惫。

西医诊断

泌尿系感染、泌尿系结石、泌尿系肿瘤及乳糜尿等。

脉象特征

脉象特征

脉象	病因	症状
滑数	膀胱湿热	小便短数,灼热刺痛,溺色黄赤,少腹拘急胀痛,或有寒热、口苦、呕恶,或有腰痛拒按,或有大便秘结等,舌质红或淡红、苔黄腻
弦数或细数	下焦湿热	小便艰涩,时夹沙石,或排尿时突然中断,尿道窘迫疼痛,少腹拘急,或腰腹绞痛难忍,尿中带血,舌质红、苔薄黄
虚数或细弱无力	湿热蕴结	小便混浊如米泔水样,置之沉淀如絮状,上有浮油如脂,或夹有凝块,或混有血液,尿道热涩疼痛,舌质红、苔黄腻
虚弱	脾肾亏虚	小便不甚赤涩,但却淋漓不已,时作时止,遇劳即发,腰膝酸软,神疲乏力,舌质淡、苔薄白

中成药参考

复方石韦片

成分:石韦、黄芪、苦参、萹蓄。

功效:清热利湿,利尿通淋。

适应证:本品适用于湿热型膀胱炎、尿道炎、急性肾小球炎、肾盂肾炎。症见排尿次数增多、尿热痛、尿

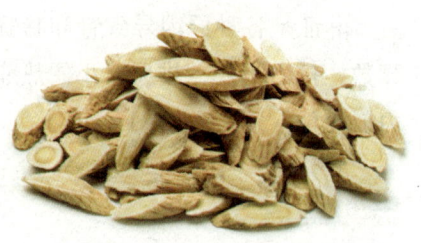

中有血、排尿有不尽感。本方中石韦主治五淋癃闭不通，利小便且善止血，苦参清热燥湿功效甚强。

禁忌证：本品性凉，不宜与附子、桂枝、干姜等温热药同用。

癃清片

成分：泽泻、车前子、败酱草、金银花、牡丹皮、白花蛇舌草、赤芍、仙鹤草、黄连、黄柏。

功效：清热解毒，凉血通淋。

适应证：本品适用于下焦湿热、水道不通引起的热淋，症见小便频数、尿急尿痛、腰部酸痛牵连小腹坠胀；也可用于治疗慢性前列腺炎湿热蕴结兼瘀血证，症见小便频急，排尿后尿道灼热且有排不尽的感觉，会阴部、小腹及腰骶部有疼痛不适感。

禁忌证：

（1）本品含有赤芍，不可与藜芦及其制品同用，如三七血伤宁胶囊、神州跌打丸。

（2）本品苦寒清热，仅适用于治疗湿热型淋证，不宜治疗虚寒型淋证，且不适合与附子、肉桂等温热药同用。

（3）禁食辛辣、生冷、油腻食物。

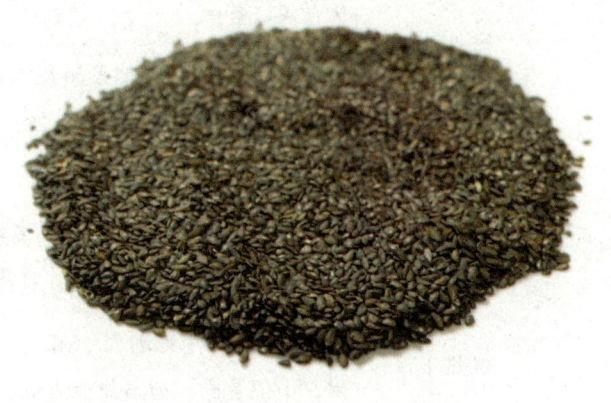

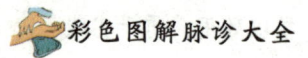

阳 痿

什么是阳痿

阳痿是由于过度劳累、受到惊吓、湿热阻滞等因素,导致出现阴茎疲软、行房不举。症见阴茎不举、腰膝酸软、怕冷恶寒、疲惫倦怠、小便淋漓不尽。

西医诊断

男子性功能障碍和某些慢性疾病以阳痿为主要症状。

脉象特征

脉象特征

脉象	病因	症状
细	心脾受损	阳事不举,精神不振,夜寐不安,胃纳不佳,面色不华,舌质淡、苔薄腻
沉细	命门火衰	阳事不举,精薄清冷,头晕耳鸣,面白无华,精神萎靡,腰膝酸软,畏寒肢冷,舌质淡、苔白
弦	肝郁不舒	阳痿不举,情绪抑郁或烦躁易怒,胸脘不适,胁肋胀闷,食少便溏,舌质淡、苔薄
弦细	恐惧伤肾	阳痿不振,举而不刚,胆怯多疑,心悸易惊,眠不安宁,舌质淡、苔薄腻
濡数	湿热下注	阴茎痿软,阴囊潮湿、臊臭,下肢酸困,小便黄赤,舌质淡红或红、苔黄腻

中成药参考

知柏地黄丸

成分：知母、黄柏、熟地黄、山茱萸（制）、牡丹皮、山药、茯苓、泽泻。

功效：滋阴活血，清热降火。

适应证：本品适用于肾阴亏虚导致的阴虚火旺型阳痿，症见阳痿不举、口干口渴、潮热盗汗、手足心发热、耳鸣、遗精等。

禁忌证：

（1）虚寒证患者不适用，症状表现为怕风怕冷、手足冰凉、喜热饮、腰膝酸软。

（2）不宜和感冒类药物同时服用。

（3）饭前一小时，用温水或淡盐水送服。

人参养荣丸

成分：人参、白术（土炒）、茯苓、炙甘草、当归、熟地黄、白芍（麸炒）、炙黄芪、陈皮、远志（制）、肉桂、五味子（酒蒸）。辅料为赋形剂蜂蜜、生姜及大枣。

功效：温补气血。

适应证：本品适用于心脾两虚型的阳痿，临床表现为阳事不举，精神不振，夜寐不安，胃纳不佳，面色不华，舌质淡、苔薄腻。

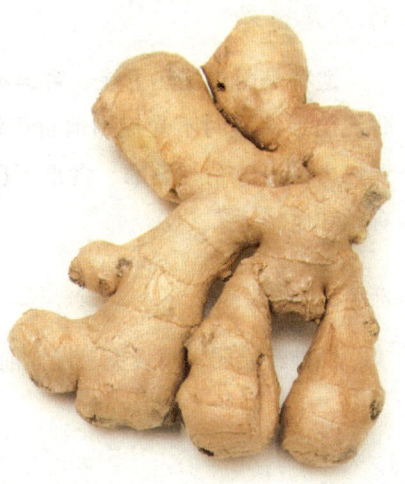

禁忌证：

（1）本品含有人参和白芍，不可与藜芦同用。

（2）服用本品时忌食萝卜和莱菔子，否则会影响人参的药性。

（3）感冒发热病人不宜服用。

（4）高血压、心脏病、肝病、糖尿病、肾病等慢性病严重者应在医师指导下服用。

逍遥丸

成分：柴胡、当归、白芍、炒白术、茯苓、炙甘草、薄荷、生姜。

功效：疏肝解郁，行气止痛。

适应证：本品适用于肝气郁滞导致下部气机运行不畅，进而出现阳痿的情况，症见阳痿不举，情绪抑郁或烦躁易怒，胸脘不适，胁肋胀闷，食少便溏，舌质淡、苔薄。

禁忌证：

（1）服药期间清淡饮食，保持良好心情。

（2）患有高血压、心脏病、肝病、糖尿病、肾病等慢性病者应在医师指导下服用。

遗　精

什么是遗精

遗精是因为湿热下注、肾虚不能固摄导致精关不固，出现精液在做梦时流出或清醒时不受控制地自行流出。症见滑精、腰膝酸软、耳鸣耳聋、记忆力减退、精神萎靡、食欲不振、多梦易醒、小便灼热，严重者精液中有脓和血。

西医诊断

性神经衰弱、精囊炎、慢性前列腺炎等病。

下篇　学以致用，勇于实践

脉象特征

脉象特征

脉象	病因	症状
细数	心肾不交	少寐多梦，梦则遗精，伴见五心烦热，头晕目眩，精神不振，倦怠乏力，心悸不宁，善怒健忘，口干口苦，小便短赤，舌质红、苔薄黄
濡数	湿热下注	遗精频作，或排尿时少量精液外流，小便热赤混浊，或尿涩不爽，口干或渴，心烦少寐，口舌生疮，大便溏臭，或见脘腹痞闷，恶心欲吐，舌质淡红或红、苔黄腻
沉细无力	肾气虚衰	有滑精，面色少华，腰膝酸软无力，精神萎靡不振，夜尿增多，小便清长，尿后余沥，舌质淡、苔白

中成药参考

龙胆泻肝丸

成分：龙胆、柴胡、黄芩、栀子（炒）、泽泻、木通、盐车前子、酒当归、地黄、炙甘草。

功效：清利湿热。

适应证：本品苦寒清热，滋阴活血，既能清泻肝胆的实火，又能清利肝胆的湿热，症见遗精频作，或排尿时少量精液外流，小便热赤混浊，或尿涩不爽，口干或渴，心烦少寐，口舌生疮，大便溏臭，或见脘腹痞闷，恶心欲吐，舌质淡红或红、苔黄腻。

禁忌证：

（1）本品苦寒伤胃，素体脾胃虚弱的患者应酌情服用，不可久服。

（2）服药后若出现大便溏稀，应酌情减量。

（3）服药期间饮食清淡，禁食辛辣、刺激性食物。

金锁固精丸

成分：沙苑子（炒）、蒸芡实、莲须、龙骨（煅）、牡蛎（煅）、莲子。

功效：固精止泻。

适应证：本品适用于肾虚不固导致的遗精，症见容易滑精、面色无华、腰膝酸软无力、精神萎靡不振、夜尿增多、小便清长、尿后余沥、舌质淡、苔白。

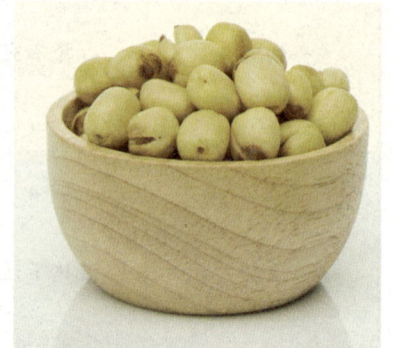

禁忌证：

（1）禁食油腻、刺激性食物。

（2）服药期间禁行房事。